中医师承学堂

中医人文修养传心录

赵振兴◎辑录
李　源◎整理
杨权利
韩　伟
安翠娜
邵利明
周国栋
李旭阳
赵安博◎参编

山西出版传媒集团
山西科学技术出版社

出版前言

赵振兴先生是河北省名中医，全国第六批老中医药专家学术经验继承工作指导老师，在临床一线从事中医临床工作 40 余年，累计接诊患者达 40 余万人次。先生学术功底深厚，临床经验丰富，在中医老年病、情志病、内科疑难杂病方面获效颇丰，兼且执患如亲、扶掖后学，在临床、教学方面均有建树。弟子们得先生传道授业，多已成为各地中医骨干，但有此机缘，遂将先生经验、心得进行辑录，尝以一家之言飨同道、传后学，以广医道。

此次整理的先生书籍都是他认为很有价值的知识结晶，其中既有在日常分享于学生的读书心得、临证感悟，也有临证中治病、带教的个人经验，还有弟子们对大量医案整理回顾的精华。

内容形式为一条条论述看似散碎，但细细品读就能发现其中尽是先生业医数十年的金玉之言，中间省略了太多不必要的说理论较，直奔主题，是一本实用而又干货满满的临床医著。

书中关于药物、方剂、病证的论述均为作者根据自身临床经验、心得于临床带徒探索验证、深思感悟辑录而成，仅供读者参考。但欲施用，须在专业医生的指导下辨证处置，不可盲目照搬书中内容。

本书中涉及的贵重药或野生动物类药，如穿山甲等，请注意使用替代品；涉及的非常用药材如指甲、童便等，为作者个人临床经验实录，请读者辨证看待。

山西科学技术出版社

曹·序

庚子年中秋、国庆双节期间，收到河北名医赵振兴先生五部丛书的书稿，名曰《中医师承学堂》，包括中药、方剂、医学人文、内科、肿瘤与其他疾病的诊治经验，几乎就是一部百科全书式的集大成之作，是他多年读书研究、临证治病、带教学生的经验之谈。虽然书中丰富的内容，不一定都是个人原创，但都是他看得上，认为很有价值的知识结晶，虽是一段一段的文字，一个一个的药物、方剂、病证的“杂谈”，但都是有感而发，有体会而谈的散金碎玉，很少有长篇大论的大块儿文章。

可以说，这是一套很实用也很特殊的学术著作，每一个题目下边，都是一条一条的论述，有的长，有的短；相互之间可以有层次递进的关系，也可以是互相联系不紧密的排列；有的是古人经典的论述，有的是今人临床的经验交流，虽未必都是自己的心得体会，但一定是赵振兴先生觉得很有必要收录，或者经过自己的“再验证”，属于“传信方”“实验录”的内容，可以有益于临床经验积累，皆可属于挑拣出来的珍宝，就像是收藏家到自由市场去“捡漏”，尽管随手“捡”来，却又弥足珍贵。

由此，我想到了《论语》，也想到《朱子语录》《名人语录》等，只有大学问家才能“随心所欲，不逾矩”。省略了一切不必要穿靴戴帽的礼数，也没有客客气气的絮叨，一切都是直奔主题，说就说得让你拍案叫绝，说就说到你的心坎儿里，点到你痛处的穴位，直接告诉你答案，让你刻骨铭心，永记不忘。

能写出这样的书来的人，一定是读过万卷书，看过无数病人的“斫轮老手”、杏林英杰。

我几年前，有幸目睹过赵振兴先生的藏书，那是他“处理”这些图书的最后一个程序，他把自己购买并读过的书，像砌墙一样码在屋子的墙边，有几米长、一米来高，他告诉我：“这些书都成了‘负担’了，没地方放了。你看着给它们找个合适的地方吧？最好不要当烂纸处理了。”之后，经过我的介绍，河北中医学院图书馆白霞馆长在领导嘉宾的见证下，接收了这几千部图书的捐赠，随后开辟了赵振兴先生赠书特藏阅览部。它们可以告诉后来的学子，一个中医大家是如何成长的。

如果说，赵振兴先生是很有特点的临床大家，可以从他的挂号来谈，他的号是一号难求。他出诊的地方，虽说是一周五个半天，但是半天经常延长为多半天，病人太多，难以下班。

有那么多的病人等着，还能看那么多的书，写书的时间就难安排了。因此，这就有了本书“散金碎玉体”特殊形式的基础。当然，最后形成著作，多亏有李源等徒弟的勤学好问，不断积累，也有编辑部各位领导的支持，才能以丛书的形式与大家见面，并以此留给后世，见证中医传承的艰辛。

有很多的读书体会，难以尽述，与大家一起共享。

虽然写了不少文字，在结束这篇序言的时候，仍然没有一吐为快的感觉。有的只是心中的沉重：读者朋友真能理解作者的苦心吗?

我不知道最后答案，因此，惴惴不安，唯恐辜负了赵先生的好意。

河北省中医药科学院　曹东义

二零二零年十月一日国庆节

庚子中秋序于求石得玉书屋

王·序

在石家庄学习工作生活30多年，早就听闻石家庄市中医院的赵振兴先生医德高尚、业务精纯、中药处方率100%，门诊量巨大。我和赵先生的高徒——宁晋县李源大夫交往多年，相知相熟。我的恩师李士懋大师曾受邀在石家庄市中医院出诊，正好和赵先生的工作室对门，如此便对赵振兴先生有了进一步的了解。

赵振兴先生，全国第六批名老中医药学术经验继承工作指导老师，河北省名中医，石家庄市十大名中医，全国劳动模范，河北省第九、第十届人大代表，为河北省中医药事业的传承发展积极建言献策，多次受到国家领导人的亲切接见。40多年来，他潜心中医临床，一直在门诊一线工作，患者遍布全国各地，还接诊过日本、韩国、肯尼亚等外国友人。他视患如亲，千方百计为患者提供"简便廉验"的中医特色服务，被患者誉为"人民的好医生"。

40多年的中医临床历程，赵振兴先生积累了丰富的读书心得、临证悟语、前贤教诲等珍贵资料，他时常把这些丰富的资料以"备课"的形式，传授给跟他学习的中医后学和弟子们。日积月累，逐渐裒稿成沓，他的高徒李源大夫征得先生同意后组织一些学生、弟子，将这些资料毫无保留地汇总分类，集结出版，充分展现了赵先生为传承发展中医事业、嘉惠后学的拳拳之心。

这套赵振兴《中医师承学堂》系列著作的整理完成，体现了中医师徒在传承发展中医药事业过程中的重大意义，我有幸先睹为快，书中真实记录了赵振兴先生治学、带徒、积累的临证实践经验。比如在如何读书学习方面，赵先生说："医者要养成读书的习惯，有闲暇时间，怡情养性，深思医理，做到学贵专一。不读医书，难明医理；不得师传，难得捷径。白天接诊晚上读书，应成为行医者之习惯。临证之余，要多读先贤医案，通过医案的阅读可以感悟先贤的望诊之神，闻诊之巧，问诊之妙，切诊之功。从医案中可以了解先贤辨证思维的精华，体会医家识病之准，用药之精妙，培养诊治疾病知常达变之能力，有助于习医者临床识病、知脉、用药、提高诊疗水平，深化实践技能。"在中医传承、跟师学习方面，赵先生提出："跟师学习，要认真学习老师的品格、医德、人文素养和执着的专业精神，这种中医人的精、气、神是书本上永远学不到的。学医应先学做人，后学医术，人不立则医难成。"在临证施治的经验方面赵振兴先生既有自己的很多自拟验方，又有学习前贤的经验拓展，比如荣络四药（由当归、白芍、天麻、鸡血藤）。能养肝血、益肝阴、荣血脉，临证常用于痹证日久、肝肾不足之肢体麻木疼痛，确有良效。对于瘀血明显者赵先生则常用之与麻痛四药（当归、丹参、僵蚕、鸡血藤）配合效果显著。再比如对于七情为病，症状复杂，失眠多梦，辨证无从下手、或无证可辨者，赵先生根据周易之理，自拟夜交藤预知子汤，本方可协调人与天、脏与腑、人与人之关系，从而达到阴平阳秘，精神乃治之目的。

《中医师承学堂》内容丰富，经验宝贵，书中一言一语、一方一药、一招一式均经赵先生揣摩参悟，可传后世，其积累不易，对中医临证有较高的参考价值和借鉴意义，该系列著作的整理出版发行，必然会让更多谦虚向上、积极追求精深医术的中医后学从中受益，故乐之为序。

国医大师李士懋传承工作室主任　王四平

于2021年3月6日

前言

吾师赵振兴先生，乃河北省名中医，全国第六批名老中医药专家学术经验继承工作指导老师。他在临床一线从事中医临床工作40多年，累计接诊患者达40余万人次。擅长治疗中医老年病、情志病、内科疑难杂病，学术功底深厚，临床经验丰富，谈吐儒雅，待患如亲。对中医药事业有着深厚的感情，在培育后学方面，亦付出了大量心血，很多中医后学，通过各种渠道前来拜师、跟诊学习者累计有近千人之多，其中许多人已经成长为当地或本单位的中医业务骨干和（或）知名专家。近年来，先生在中医诊治疑难病方面，结合积累的临床经验对“玄府学说”进行了深入的探索，并在临床中取得初步的成果。此次有机缘能够把跟师10多年来积累的笔记、心得整理成册，惠及后学，利益更多大众，实乃一大幸事，整理过程亦使我获益良多。

记得在2006年前后，某君在网上发起“取消中医”的网络签名行动，搅得整个医药行业纷争不断。关于中医废立之说的争论，至今仍未停息。在此背景下，经河北省中医科学院曹东义教授的引荐，我有幸拜赵振兴先生为师。侍诊抄方，聆听教诲，深感幸运，我非常珍惜这求之不得的学习机会，克服当时出行不便、家庭经济拮据等困难。3年多风雨无阻的每周往返于宁晋与石家庄，跟随先生侍诊、抄方，甘苦自知。恩师崇高的医德，严谨勤奋的学风，精湛的医术，都令人“仰之弥高，钻之弥深”，也激励着吾侪奋进前行。跟师学习期间，我们记录和收集了恩师大量的医案、笔记、授徒资料等，其中一部分医案已经于2015年前后陆续出版发行。

岁月如梭，转眼间10多年过去了，回首跟师路，感慨颇多。当年恩师赵振兴先生曾嘱托我的一段话：“作为一名医生，当你面对患者时，要把年长者视作父母，年龄相近者看作兄弟姐妹，年少者当作自己的后辈来看待，那你一定会是个好医生，一定会得到人民的尊重、患者的认可。”在日后行医的过程中，我时刻以这段嘱托为对照，立志做一名“人民尊重，患者认可”的好医生。通过跟师学习，我的职业信仰更加坚定，医术也得到很快提高，中医之路越走越宽，恩师的医德、修身、为人等高风亮节成为我人生的一面镜子，坚定了我走好中医路的信心，和做一名人民爱戴的好中医的决心。

做为一名基层中医，我自幼酷爱岐黄之学，早期学习阶段无师指点，虽用功勤奋，早起晚眠，伏案笔耕；临证读书，亦不敢稍有懈怠，加之天资不敏，学历不高，临证之际常遇困惑。能有如此机缘跟随先生学习深造，是我人生幸事，获益之多难以尽述。

恩师临证强调“身心同调”，切脉、察舌后，先通过“话疗”与患者交流沟通，先生诊室里常常充满笑声和欢乐。就是在这看似不经意间，其实已经采集了病史，掌握了主症，随即处方用药，精当效佳。尤其是处方完毕后，先生会根据患者的秉性脾气、家庭环境、经济状况、工作特点和人际关系等，现场即兴送一篇“白话诗”，作为一张特殊的“心理处方”给有情绪影响的患者。比如，侍诊期间有一位退休干部患有失眠、烦躁、四肢不宁等症，恩师处方完毕后，让我们在其病历册上写到“一生谨慎话不多，干活不少生内火。困难面前有压力，四肢不宁颤抖多。粗茶淡饭胜美餐，苦尽甘来幸福多。带病延年春常在，中医养生不停歇。”还有一位患重病的教师，在服药初愈后，复诊时恩师让学员在其病历册上写到“大难不走福在后，粗茶淡饭少吃肉。心胸开阔宜坚持，调整脏腑能长寿。调养脾胃多喝粥，逢人就笑人不愁。”这样的例子在先生临证过程中比比皆是，不但治疗了身体不适，也帮助患者打开了心结，提高了疗效。在侍诊期间，记忆犹新的一位男性老年痴呆症患者，曾在北京、上海等地的各大医院诊治疗效不佳，后经人介绍前来就诊。恩师根据其临床表现及舌脉特征，处方以养阴滋肾、开窍醒脑之法，加减变通，坚持服药3年余，得以痊愈。恩师治愈如此复杂疑难之大症，我亦甚感中医之神奇，先生之术高。我们就是在先生营造的这样一种氛围中，潜移默化、受益无量……

先生治学、临证授徒不尚空谈，尽在“精诚”二字上下功夫，每次侍诊，先生总是为我们准备一些他自己的临证感悟、读书心得等资料，让我们记录抄写，临证揣摩。多年来我们谨遵先生教诲，不间断地记录、修习。日积月累，不意间竟已积稿成沓，记录了百余万字。这些务实求真、实实在在的中医瑰宝虽是只言片语，亦不宜独立成章，但都是先生临证探索验证，深思感悟，可师可法的宝贵经验。我们这次在先生具体的指导下，一起将恩师数十年积累的授徒资料，进行了精心分类、编撰，汇集成册，编成《中医师承学堂》(《常用药物真传实录》《常用方剂真传心悟》《中医人文修养传心录》《临证拾贝》《内科疾病临证点拨》)，以广传播。愿能够为中医药事业薪火相传，奉献力量。

步入中医之门的每一步，除自我努力之外，都仰仗了众多的助缘，这套资料的完成也不例外。初稿的收集大多数是在石家庄市中医院先生坐诊的老年病科完成，在此特别感谢医院历任领导们的支持和科室同仁们日常中的帮助；后期的整理，其中以内科为主的内容主要由杨权利师兄主持，医学人文部分主要由韩伟师兄领衔，肿瘤与临床各科主要由周国栋师兄费心，方剂内容主要由安翠娜师姐负责，剩余的中药部分由我负责完成，最后则由我勉力统稿。在这个过程中石埜(王志勇)先生、杨勇师兄做了很多基础工作，提出了若干宝贵意见，对于这套资料的顺利问世助缘很大。随着年龄的增长，加之工作繁忙，我的健康状况也受到影响，尤其是在整理这份珍贵资料期间，熬夜费神，视力下降，常因此而苦恼，我的同行挚友段国琴主任在我的眼睛保健和视力恢复上给予了许多帮助，深表感谢；还有我的弟子冯盼盼、闫文杰、潘云、陈运连、徐文献、曹慧芳、赵坤欣、王福岗、李旭阳等人，协助我对文稿进行了认真的校对，付出甚多。恩师前期临证系列丛书的出版得到了山西科学技术出版社领导的大力支持和诸位编辑们的辛苦付出，都令人难忘。

在诸位老师、同仁、师兄们的共同助力下，使这套丛书顺利出版，虽然我们对书稿的整理做出了很大的努力，但限于学识和经验不足，加之对恩师的学术经验理解尚浅，不足之处难以避免，承蒙读者在阅读过程中予以教正，冀望一并告知，深表谢忱。

中医后学：李源

庚子年暑月·于宁晋草医堂

目录

CONTENTS

实践之能

成才之径

传承之要

读书之功

为医之德

名家杂谈

养生之道

实践之能

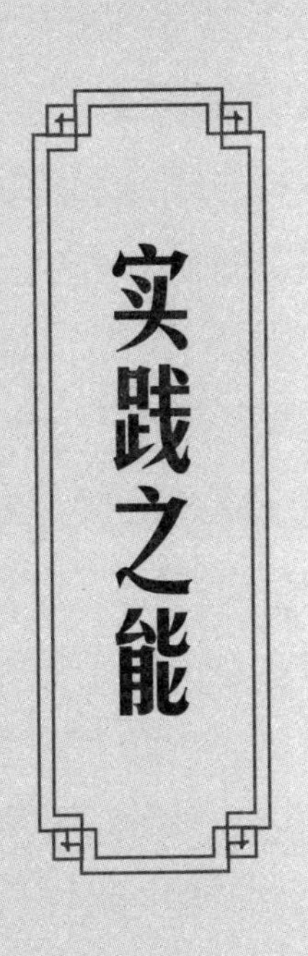

实践意义

1.“纸上得来终觉浅，绝知此事要躬行。”理论从实践中总结而来，又必须放到实践中经受无数次的检验，只有经过历史检验的理论才是真理。

2. 临床经验的积累，关键在临床。不接触病人，只会纸上谈兵，这样是不行的。诊断治疗水平的提高要靠两条：中医前辈老师的传道解惑；多读书吸收各家的间接经验，总结自身经验。

3. 坚持中医临床实践，千方百计接触患者，从实践中总结经验，通过理念的升华，指导再实践活动，提高临床疗效和技术水平。

4. 学习中医，最为重要的是临床医师的“悟性”。悟性是思维、思考、思辨能力，又是临床基本功。一个人的悟性重在勤奋好学，更需要探索和求实的精神。要在从师的基础上，大胆实践，逐步独立应诊，独立生存，靠扎实的理论和实践的功底赢得病人的信任，开拓出自己的一片天地。

5. 所谓临床经验，就是医者经历过、验证过的东西，并逐渐上升为理论，很多中医理论不经过实践就无法理解。

6. 临床工作是琐碎的，临床医生的经验是点点滴滴积累的，不可小看临床所得的只言片语，它正是我们临证精华之所在。

7. 中医药的生命力在于疗效，疗效是中医存在的底线，中医大夫只有掌握真才实学，才能够发挥中医药的优势，用疗效赢得人们的信赖。临床医生靠临床实践，早临床、多临床、肯吃苦、甘于寂寞、善于总结经验，敢于在实践中求真、求实，只要坚持、坚持、再坚持，就能走出困境，探索出一条自己的行医之道。

8. 临床实践是提高中医诊治水平的必经之路，往往经过临床数年后，再重温中医基础理论就有了新的体会。

9. 我们学习中医要重实践，要把实践中一方一药的应用熟记在心，潜心摸索，对所治医案悉心探讨成败，积累点滴经验，天长日久则经验丰富，运用之妙则存乎于心也。在实践中验证理论，在实践中升华理论。

10. 做一个好医生必须掌握丰富的社会学和医学知识，灵活运用心理疗法，这样才有权威性和影响力，患者心结开则气血畅，怡悦开怀则疑虑得释，则诸症减。

11. 临床实践证明了这样一条真理，那就是：理论可以指导实践，有理论指导的临床实践是自觉的实践，没有理论指导的实践是盲目的摸索。中医理论乃是解决、认识、防治疾病的本质，方剂、药物的临床高疗效是理论学以致用的关键。

12. 作为一名中医，就不能脱离临床，要不断地丰富自己的实践，在实践中增长才干，并要善于把自己的临床诊疗经验上升为理论，反过来再指导自己的临床实践，这样才能对中医有所创新和提高。

13. 中医临床是一个不断学习和提高的过程，不接触临床永远不会看病，只有边临床，边读书；白天临床，晚上读书，才能在实践中增长才干。临床也是医生体验成功和快乐的过程，别人治不好的病证你能治好，病人服药后疾病痊愈或好转，医生比病人还高兴。实践出真知永远是真理。

14. 中医经验的获得，一定要多读书多临证，在临床实践中、在生活经历中通过点点滴滴的积累，来丰富自己的学术，积累自己的经验，从感性认识逐渐上升为理论知识，日久天长则形成独特的学术风格。

15. 临床实践已经证明了这样一条道理，中医理论必须随着社会发展和临床实践而发展。只有积极地投身中医临床实践，在实践中检验理论正确与否，并注意因时而变，才能更好地服务于临床。

实践思维

1. 临床诊病，西医诊断要作为参考，但不要被西医所限制。运用中医辨证的法宝，遣方用药不离中医理论，方能走出一条中医的路子，才能真正体现中医的优势。

2. 欲求中西结合，应先学好、学懂、学透中医，待中医能自立时，方可参学西医扬长避短，运用中西医两法为患者服务。若不求中医自立，盲目参学西医，必然会陷入不中不西的泥潭。

3. 作为一名中医，若能熟练地应用经临床验证有效的“药对”“药组”时，就说明其已登堂入室了。

4. 作为一名中医工作者，临床应该坚持用最少的药味、最小的剂量、最廉价的药物达到最好的疗效，这是医生的追求和奋斗目标，只有把辨证用药升华到这个层次，才算真正体悟了中医之道。

7. 医生遣方用药一定要考虑病人的经济承受能力，尽量做到不开大方、贵药，确属病情十分复杂者除外，小方或单方也可祛疾疗病，这应成为医者的常规做法。

8. 中医学讲究的是辨证论治，在整体观念的基础上建立四诊合参，辨证论治是中医遣方用药的根本原则，临床大夫任何时候都不可忽视、离开辨证论治，一味地根据西医的诊断选用中药效差矣。

9. 北京中医药大学张其成教授撰文指出：“中国古代自然哲学认为，世界是由木、火、土、金、水五种元素组成的，它们统一有序又相互联系。世间百草皆有属性：寒、热、温、凉，酸、苦、甘、辛、咸，四气五味各有所司。人也是自然之子，有五脏六腑、七情六欲。以自然之物、自然之法，医自然之身。古朴的哲学思想诞生了神奇的中国医学，于是数千年来，一根针、一把草护佑了千千万万的炎黄子孙。”

10. 张其成教授说：“何时不再把‘现代科学’作为评价

标准，不再把“科学”作为真理的代名词，而是把实践、把疗效作为评价的唯一标准，何时才是中医扬眉吐气之日，才是中医兴旺发达之时。中医人要自强自立，让那些诽谤中医的人说去吧，中医的前景一定是美好的。”

11. 作为一名真正的中医人，一定要下功夫学习和实践中医、研究中医，在继承的基础上不断创新；在学术上不要在意别人的非议和批判，一定要有自信心和勇气接受同行的评判，在实践中不断改进和创新自己的学术观点。我们应自觉地树立自我解剖的精神，用实践去检验自己的诊疗活动，修正和改进自己的工作；用严谨客观的态度正视自身的不足，善于吸收一切可以吸收的经验，不断完善自己，成就自己；这样既能把传承中医放在首位，又能在丰富临床实践的基础上有所发现、有所发明、有所创造，成为中医人的中坚力量和中医学的捍卫者、实践家。

12. 临床经验的积累，关键在临床实践。经历而有验者谓经验，临证需留心，需要去悟其理；效与不效皆要细心揣摩，以求其理。临证经验积累贵在多读书、多问、多实践、多总结。古人云：“熟读王叔和，不如临证多。”现代人则说：“实践出真知。”

13. 中医认为同一疾病在不同阶段可以出现不同证候，因此同一疾病，治疗方法可不相同，这就是中医所说的“同病异治”。不同疾病也可出现相同的证候，而不同的疾病，可用同一方法治疗，这就是中医所说的“异病同治”。

14. 医生诊断疾病一定要把整体观念作为指导思想，这是中医理论的精华，四诊合参的基本方法不可忽视任何一诊，临证只有全方位地考察病情，才能客观准确地得出诊断结果，为正确遣方用药提供重要依据。

15. 中医学有一个重要的理念，那就是“上工治未病”，这是中国医药学宝库中一个伟大的医学思想。治未病就是要重视疾病的预防和保健，即俗话所说的防患于未然。这一思想源于《黄帝内经》，后经历代医家不断发展。继承和发扬这份宝贵遗产有着十分重要的意义，扩展应用治未病的经验，可以进一步拓展中医技术的应用领域，积极参与到“预防为主，促进健康和防治疾病”的过程中去；可以更好地惠及民众、弘扬传统医学。《中国中医药报》评论员将治未病思想精髓归纳为6条，现摘录如下：

（1）“上工治未病”，既是一名优秀医生思想境界的最高追求，也是做好一名医生的终极目标；

（2）“预防为先”，医学的初衷和目的就是让人们不生病或少生病；

（3）“未病先防”，在疾病未形成之前，即采取积极措施，预防疾病的发生；

（4）“见微知著”，早期发现、早期诊断、早期治疗，及时把疾病消灭在起始和萌芽状态；

（5）“已病防变”，善于把握疾病的传变规律，及时阻止疾病的蔓延、恶化和传变；

（6）“未病先治”，在疾病尚未发作的稳定期或间歇期，即提前采取巩固性治疗和预防性措施，防止疾病的复发。

16. 不论现代临床技术如何发展，辨证论治始终是传统中医诊疗疾病的精华所在，而在诸多临证辨治方法中，六经辨证对临床有非常重要的指导意义，可作为临床指南；而脏腑辨证永远是辨证论治的核心之一，脏腑不和、气血不调、阴阳失衡是导致疾病的主要原因，脏腑机能失调是疾病发展过程中正邪相争的结果，在调治脏腑时，一定要在辨证论治的基础上因时、因地、因人制宜，根据四季时令的变化随时调整，方能收到佳效。

17. 气血是构成人体和维持人体生命活动的基本物质，亦是阴阳的物质基础。生理上气血是相互依附、互生互用的，气血外而充养皮肉筋骨，内而灌溉五脏六腑，气血调和则阳气温煦、阴精滋养；病理状态下，气血运行失度，或气血虚损，便会百病丛生，无所不及。

18. 临床上对老年病的治疗原则为治痰化浊。祛除或化散痰浊是防止老年疾病发生发展的重要治法，也是改善内环境、增进气血运行、减轻脏腑损伤、延缓衰老的重要治法。

临证思维

1. 麻木属于中医“痹证”范畴，其发生主要是因为人体气血亏虚，血行不畅，以及体内肝风旁走，风痰内生，肢体失养；或是在本虚的基础上，风寒湿邪入侵，客于肌肤而发生麻木。麻木初起病程短，补养气血为主；病程长，疏风理痰、补气通络为治。

2. 真正的中医大夫要牢牢树立辨证思维，西医的各项检查可了解，但不能跟着西医的诊断跑，要通过四诊确定中医诊断，运用辨证思维遣方用药，要做到不用或少用西药，少用中成药，只有把自己逼到只中不西的境地时，你才能在中医学术上有所进取，久而久之，才能完全用中医方药处理错综复杂的患者病情，依靠西医拐杖的人永远不是真正的中医人。

3. 中医重视因时用药，对于因时用药的原则《素问·六元正纪大论篇》提出："用热远热，用温远温，用凉远凉，用寒远寒。"中医认为，因为时令的不同、日照长短的不同、寒温的变化对人体的生理功能和病理变化都会产生一定的影响，作为临床医生就要注意根据不同的气候特点，来制订适宜的治法和方药。如春季阳气升发之时，像升麻、柴胡、肉桂即不宜久用重用。

4. 中医学用药特点是药物的临证配伍，这也是经方的精髓所在，临床医生需在临床上深究，合理地采用"合方"或"拆方"的方式来应用经方，对临床疑难杂病的治疗可收协同增效之功。

5. 中医"治未病"就是让人不生病，在出现疾病先兆但未发生之前，预先采取调理措施，防止疾病的发生、发展和传变。

《备急千金要方》提出“治未病”的要义，即“消未起之患，治未病之疾，医之于无事之前，不追于既逝之后。”

6.《医学传心录》云：“用药之妙，如将用兵。兵不在多，独选其能，药不贵繁，唯取其效。”用药贵在精而不在多，关键在于辨证准确、熟知药性，只有药性与病症相结合方能药到病除。

7. 取类比象的思维格局是中医学形成的基础，中医重视取类比象思维，2000 多年前中医对人体的阴阳划分就是类比自然时辰的阴阳划分而得出的。随着医学的发展，取类比象思维广泛地运用于临床，对于具有丰富临床经验的大夫，他们不仅把取类比象思维用于总结行医经验，使之理论化、系统化，更把其作为指导临床、继承创新发展的钥匙和途径。临证应用有效的用药思路，如：猫爪草可治小儿夜间磨牙；穿心莲用于心脑血管病；穿山龙增加机体活力；虎杖可镇静，一虎镇山，百兽尊为王；鬼针草可治心烦噩梦；伸筋草可筋舒，使筋脉伸屈自如等等，这些均来源于中医的取类比象思维。另外，取药物的外观色泽，反其颜色来治皮肤病，对色素减退疾病用黑色、紫色、紫红色药物治疗；对色素增加的疾病多用白色的药物调治，均收良效。笔者自拟的五颜六色汤（青皮、佩兰、黄芩、紫草、白茅根、制何首乌、红花）治皮肤病，也是用五色入五脏理论升华为调五脏之皮肤损害的理论，这些事例很多，不一一列举，医者可在实践中对取类比象思维进行完善和创新，以丰富自己的阅历，从而总结出治病的有效方法，更好地挖掘中医宝藏，为患者服务，提升中医临床水平。

8. 面对绝症病人，医生的责任是通过身心的调治对其进行安慰性的治疗，减少其病苦。同时要设身处地为病人和家属考虑。医生要安慰患者，为其壮胆；家属应悉心照顾、调理。

9. 对慢性病的调养中医讲“天人合一”，这就不外乎四方面调养：一是要慎起居，做到起居有规律，作息一定要有时，不可过劳、不可过逸，不熬夜；二是适寒温，顺应自然，注意四季气候变化、适时增减衣服，冬不可过暖，夏不可过凉；三是调饮食，注意以粗茶淡饭为主，适量蛋白，少油腻，少盐，多青菜；四是调情志，即平时心态平和，注意心理和谐，注意人与人、人与事、人与自然的协调和谐。只有做到“四调”，才能使生命机能协调和谐，才能“正气存内，邪不可干”，减少疾病的发生和保持健康。

10. 精、气、神为人体三宝。精为无形之精微物质，气是生命之动力，精为神之物质基础。精足则气充，气充则神旺，神旺则神明。神守精气不分离则人康健。正如金元四大家之一的李东垣所谓：“气乃神之祖，精乃气之子。气者，精神之根蒂也。大矣哉！积气以成精，积精以全神，必清必静，御之以道，可以为天人矣。”

11. 中医临证需勤求古训、博采众方，才能不断提高理论和临床水平；知常达变，才能在千变万化的病情中应付自如。

12. 疾病的发生、发展和转归均取决于机体正邪斗争的消长，即中医所说的“正气存内，邪不可干”。所谓正气，即人体的抗病能力，包括人体免疫系统的正常功能；邪气泛指致病因素，也包括机体之代谢产物。

13. 凡阴阳不和之证，临床均可用和法调之，和法适用于治疗脏腑不和、气血紊乱、寒热失调、虚实夹杂、表里同病等所致的病症。老年患者往往同时患有多种疾病，病理上相互交织影响，造成症候变化的错综难辨，临床辨治相当困难。对老年病采用和法有效，不和者和之，失调者调之，以调和之法随机应变，辨证治之。

14. 儒家的中庸之道，即中医之“中和”思想，它可以指导人们正确认识事物，从而找到恰当的方法来解决矛盾，以适应复杂的社会和生存环境。其哲学内涵有以下几点：一是凡事要适度，适可而止；二是从矛盾双方、从事物的对比双方找出解决问题的答案；三是根据事物变化，采取灵活多变的原则；四是保持矛盾双方的协调。从中医来讲，“中和”就是调和平衡之意。中医治病贵在“中”，扶正祛邪的目的就是恢复机体阴阳的相对平衡。

15. 中医认为广义的辨证论治，应包括祛除病因、调整病机、消除症状等内容。病因为本，症状为标，故“标本同治”时，对症治疗不可缺。临床实践已证实，随证治疗、对症加减是中医治疗学的重要内容；何况症状危重时，消除症状以解患者痛苦则为当务之急。此乃“急则治标也”。

16. 中医对温病（包括瘟疫）的治疗原则是：以祛邪为主，注意通下，重视养阴。中医所说的养阴，即重在顾护阴液（西医临床上输液加用大量维生素，即有养阴之意）。所谓通下应该包括活血、促进二便通畅，以增加血液循环及毒素排泄为主要内容。

17. 历代医家中医治病思路极广，阅古医书可知，但今日因有辨证论治一说，常被所谓的证型所框，影响疗效。中医遣方用药贵在变通。医生用药不仅要兼学众长，又要善于化裁，更要懂得“法无常法”的道理，这样方可真正掌握中医治病方法的精髓。

18. 作为一名医生，在本专业范围内要有这方面的知识，欲获得更多更深的知识，则需要长期坚持读书学习，正如《医宗金鉴·凡例》指出的那样：“医者，书不熟则理不明，理不明则识不精。临证游移，漫无定见，药证不合，难以奏效。”

19. 中老年人脏腑机能日渐减退，免疫功能随之下降，免疫识别、免疫清除能力降低，致使癌细胞在体内停留并生长繁殖，这即是中老年发生恶性肿瘤的重要原因。中医认为人步入中老年后，随着形体的衰老，脏腑机能日渐减退，气血逐渐亏虚，机体功能的全面衰退，衰老就成为各种疾病发病的基础。故对中老年疾病的防治重点就是调理气血，通过益气养血以充养脏腑，通过活血化瘀以疏通经脉畅达气血。

20. 脾胃为一身气机之枢纽，凡欲调畅气机者，必须将脾胃的调理放在重要地位，万万不可忽视。近代医家金子久先生曾说过：“呼出之气，心肺主之，吸入之气，肝肾主之，呼吸之中，又主脾胃，盖脾胃位乎中，为呼吸之总持。”

21. 脾胃强壮则诸病易治，脾胃虚衰则诸疾难愈。治疗内伤疾病，尤为注重脾肾。中医认为脾胃为后天之本，气血生化之源，气机升降之枢纽，而脾虚之疾，补脾不应，当补其肾。

22. 张景岳说："凡欲察病者，必须先察胃气，凡欲治病者，必须常顾胃气。胃气无损，诸可无虑。"

23. 善治脾胃者，虚者补其虚，湿者除其湿，滞者行其滞，气郁者调其气，此乃至善之治也。

24. 李中梓在《医宗必读》中说："脾为生痰之源，治痰不理脾胃，非其治之。"

25. 胃以降为顺，以通为用。通降是胃的生理特点，而胃之通降，疏肝健脾是必要手段。

26. 人一身升降之枢机在脾胃，肝肾之阴升、心肺之阳降皆依赖脾胃之升降功能。所以临床治疗肝胆疾患，在舒畅肝经气机时，不可忽视脾胃之健运及调理。

27. 中医认为，情志因素多归属于肝。而肝属木，脾属土，肝木过旺必克脾土，故治疗情志病需留意抑肝扶脾法的正确应用。

28. 中医有"中央健而四旁通"之谓。临床实践已证实，治病重视脾胃，调中央以通达四旁，慢性病的治疗要遵循这一理论，常有"柳暗花明又一村"的感受。其理如下：脾胃为气机升降之枢纽，脾的清阳之气主升，脾气升则肝气随之升发，肾水随之气化；脾气升则水谷精微传输于肺而敷布周身，肺朝百脉则五脏六腑得养。胃的浊阴之气主降，胃气降则糟粕得以下行，胃气降则肺气随之肃降，心火下潜，心肾交。脾居中央以运四旁。

名家借鉴

1. 湖南中医药大学赵国荣教授认为："治疗外感热病，伤寒不能不学，温病不能不看，旁参各家，只有这样才能做到如鱼得水。"

2. 蒲辅周老先生认为："汗法用于外感疾病能取得很好的疗效，但解表发汗不可太过，太过则有大汗亡阳的危险，故要做到可汗而勿伤津。"他对补的意义有独特见解："气以通为补，血以和为补，不用补药而达到补之目的。"蒲老用药方小量轻，他认为："药不在贵，贵在中病；药之贵贱，不能决定疗效之高低。即使需用贵重药物，亦可找代替品，择安全有效者而用之。"

3. 经方即《伤寒论》《金匮要略》方，因其为经典之方，故称之为经方。历代医家视仲景方是方剂之鼻祖。临床应用不必拘泥外感与内伤，只要辨证论治之道理相通，举凡临床诸病皆可择其而用之。

4. 经方药味少而精，其出神入化的微妙之处，只有在实践的基础上去体味，方能有效指导临床，在运用中去解读其深奥。

5. 江西中医药大学陈瑞春教授认为，经方的临床应用，关键在于精识病机，实际就是要“先议病”。所谓病机，就是疾病发生发展的机理。它包含了病因、病性、病位，通过审证求因以明辨病机。临床上有什么样的证候，必然会反映出相应的病机，病机与证候是统一的，因而才有临床辨证论治的原则性和灵活性。如临床上各种水肿患者，只要病机是“阳虚水邪泛滥”，皆可以真武汤治疗。不同病症，异病同方之特点，正是辨析病机的精髓和优势。

6. 朱良春老中医认为，世上只有“不知”之症，没有不治之症。如果说不能治，那是因为我们尚未认识许多确有疗效的“未知方药”的缘故。《灵枢·九针十二原》云:“言不可治者，未得其术也。”正是此意。

7.《医门棒喝》记载:“治疗之要，首当察人体之阴阳强弱，而后方能调之使安。”

8. 治疗疑难杂症或复杂疾病（如西医诊断之各种综合征），可细读唐代《备急千金要方》《千金翼方》《外台秘要》三书，书中药证相应之经验，可开启临证思路，提高诊治水平。

9. 河北中医学院李士懋教授凭脉辨治高血压经验，弦滑脉为痰涎内阻，邪气阻滞，气血欲行而与邪搏击，气血激扬化风而显脉滑。以半夏白术天麻汤所治之风痰，不是外感所致，而是素体脾虚，水谷精微不能化生气血，则变化为痰。《四言举要》云“火郁多沉”，此沉脉乃气机不畅，气血背束不达而沉，躁数实为火热郁伏奔腾不宁之象，故脉沉而躁数。李教授以其典型之火郁脉，方以升降散加减透解郁热，方中尤以大黄之用耐人寻味，大黄苦寒清泻、通腑泻火、降浊推新，使在里之火下趋而解，以泻代清。李教授认为高血压病的治疗注意凭脉辨治，效果好。他认为，脉以沉为本，以沉为根，故而临床诊脉首以沉取有力无力分虚实，沉取有力为实，无力为虚，此脉沉滑数乃痰热内蕴化风，扰乱气机，脉道不利而致。他积 50 余年临证经验，认为高血压病在病理演化过程中，阴阳虚实可在不同的阶段发生不同变化，高血压病总的病因病机在于阴阳失调，气血失和，而非肝阳上亢、肝风内动可概全貌。高血压病虚实皆可有之，调和阴阳，畅达气血，升者以降，降者以升，寒者以温，热者以寒，凭脉辨证，四诊合参，随证治之，方无定方，法无定法，使阴阳气血和调，则高血压病诸证自可痊愈，凭脉辨证，胸有成竹即可运筹帷幄于方药之间。

10. 清代叶天士对肿瘤的治疗有独到之处，遣方用药常能防患于未然，重视情志调节，强调调情的重要，对其医案应细细揣摩方能有得，他对肿瘤预后有着精辟的见解，其观点有借鉴之处，对肿瘤之预测十分到位，如他说“累遭病反，老年难以恢复，自能潜心安养，望其悠久而已，药不能愈是病也”“极难调治”“仅可延年”等等。

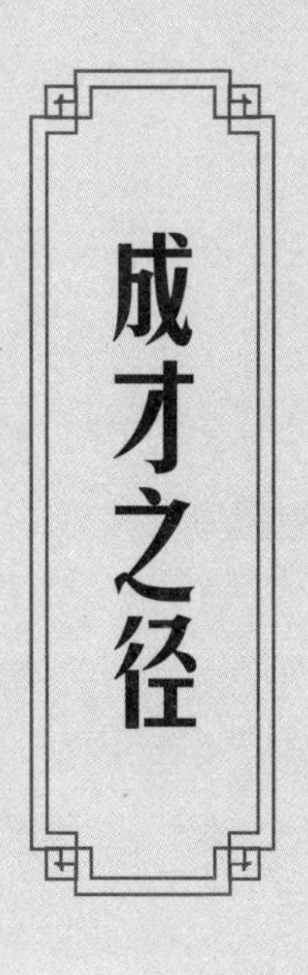

成才之径

学习方法

1. 俗话说："无徒不成医，行医徒为先。""适者生存，不思变革者必亡。"中医临床的阵地在门诊和社区，这是生存和救活自己的领地，中药汤剂、针灸推拿、康复理疗等适宜技术皆适合在社区门诊发展。

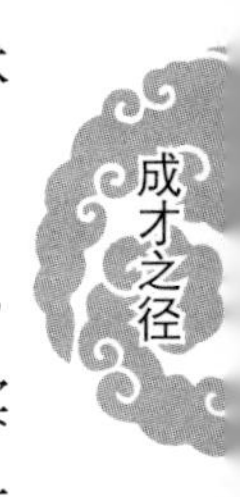

2. 祖国医学博大精深，临床上大量疑难症等待中医去攻克，学好中医这门学问既可服务于百姓，又可养家糊口，还可以实现济世利民的志向，一定要明白不是学中医无前途，而是学不好中医的人无前途。

3. 学习的灵魂是创新，要师古不泥古，在实践中增才干，创新的前提是会思考，学会思考，努力运用，不断创新的人，才会由"必然王国"走向"自由王国"，只要实践多、见识广，就能在不知不觉中掌握中医的奥秘。中医特色的发挥可以吸引来众多的病人，病人多了，实践丰富了，和百姓的距离就近了。

4. 多年的临床实践、多年的读书感悟使笔者领悟到这么一个理：一名中医工作者，不要追求所谓的"名医"称谓，要力争做"明医"，以医理明、临床精、疗效好为行医之目标。明医者，必为无门户之见的杂家，有苦学之心，有济世之志，有"勤学古训，博采众方"之功夫也。

5. 中医临证经验可分为间接经验和直接经验，经验从何而来？一是要广泛涉猎，平日博览群书，学纳诸家，此为间接经验；临证细心揣摩，分析成败，读书与实践结合，从临证中悟来之经验可谓直接经验。

6. 中医追求天人合一的和谐、人与人的和谐、五脏之间的和谐，创立了中华传统文化理念的最高原则“道”和“仁”。

7. 中医学的思维方法是直觉体悟，取象比类。如果没有大量的医疗实践经验，这种思维方式就无法进行。

8. 学习中医，弘扬传统文化，要有海纳百川的胸怀，拿来为己所用，充实自己，丰富知识；做到古为今用、洋为中用，中西互参，继承创新，取长补短，扬长避短，走好自己的行医之路。要记住理论是苍白的，实践才是常青树，疗效是硬道理，这样学习才会日日有进，实践才会日日有得，天长日久，日积月累，千锤百炼，才会积累经验，丰富临床。

9. 中医人才的培养要从培养中医思维入手，首先要认同中医、信仰中医，通过长时间训练使学生真信中医，真懂中医，真用中医，并坚持临床一线十数年，边实践、边体悟、边总结，逐步为中医事业培养出具有强烈中医文化认同感和医术高超的名医专家，只有这样，中医的继承和创新才能薪火相传，代有传人。

10. 一个医生，少小立志学医，只算人生之路的开始，还要经历人生的艰苦磨砺。奋斗若干年后，方能做出巨大的贡献，最终成长为一代苍生大医。

11. 一位从事中医临床的医生，切记一定要多读书、多实践，在中医理论指导下，敢于突破常规，在实践中总结用药正反两方面经验，用创新的思维总结出新的用药感悟，这样才能走出一片天地。

12. 严格来说，中医是一门“手艺”，学医不用心、不吃苦不行，吃苦少了也不行。中医看病断病的“神奇”来自不折不扣的临床实践和日积月累，加上自身的悟性，才能掌握这门“手艺”。“手艺”一旦在手，这是谁也拿不走的，学中医的路虽然难走，但只要用心学、肯吃苦，就一定会成功。

13. 学习中医也具有挑战性，学习不专注，不全身心地投入，不下一番功夫，是很难学到它的精华和妙招的。中医“治未病”的思想十分超前和重要，现在人们逐渐认识到，预防疾病比有病再治疗更重要。“治未病”是提高生命质量的有效方法，从事中医工作的人不但要把所学奉献给病人，还要当好中医文化的实践者，信中医的人多了，我们的中医阵地也就大了。

14. 总结临床经验可用医话的形式表述。医话是医生认真记录下来的心得，或读医书的体会，或看病悟得的妙理，或对前人医案的评论和发挥，都是以不同方式发挥自己的优势、表述自己的学术观点。

15. 在学习中医的过程中，一定要潜下心来，虚心学习和收集好同行的一技之长，不可只拘泥于一家之言，以“勿拘门户，收效是用”为原则，也就是“拿来主义，为我所用”。借鉴他人之成功经验，可节省自己探索总结的时间，可以少走弯路，经验不在多少，哪怕是一味药的应用体会、一方临证发挥、一个病种的体会，在临床上启发心智均有不可估量的意义。临床靠积累，经验靠验证，没有经过验证的理论是空洞的。

16. 蒲辅周老先生告诫后人说："我一生行医十分谨慎小心，真可谓如临深渊、如履薄冰。学医首先要认真读书，读书后要认真实践，二者缺一不可。光读书不实践仅知理论不懂临床，盲目临床不好好读书是草菅人命。"

17. 学好中医不可单凭一时热情和激情，要默默无闻苦读苦练5~10年，方能入道；需要长期积累，不断总结方能有得；同时还需要有老师指点，方可有悟；多动笔墨、多读书，偶尔有得即笔录，方能在实践中验证理论，升华理论，不断创新。

18. 学习中医不可急功近利，急功近利则常钻死角，一无所得。在扎实的理论基础上，主要的功夫应下在临床实践中，学会接待病人，学习与人沟通交流，要有亲和力，要永远有虚心学习、甘当小学生的心态，诚心待人，无名不自卑，有名不气盛，勇于实践，不断实践，敢于实践，用疗效说话，用疗效赢得人们的信任，病人心口相传，胜过广告宣传。

19. 临证经验之谈哪怕是只言片语，一旦用时，方知字字值千金。

20. 要想成为一名合格的医生，扎实的理论功底和文化素养是必要的基础，而要有实际本领，就意味着需要不断付出，不仅要刻苦努力，还需要一股韧劲儿持之以恒；同时要留心事物，做到大处着眼、小处着手、处处留心，这是学识积累的必由之路。学习中医，眼界要宽，大到古今通史、政治军事、天文地理，小到民俗禁忌、家长里短、鸡毛蒜皮之小事，都与医理有相通之处，对此也要留心收集。书要多读、广读，方要博采，才会有与时俱进的创新。

21. 做一名“上工”很不容易，不但要有扎实的中医理论功底，还要有聪慧的“悟性”，同时还要与时俱进，学到老探索到老，要有自知之明，要时时检讨自己，在实践中完善自己、丰富自己。需要在以下方面努力：临证需详辨阴阳、气血、虚实、寒热，这是医者辨证的重点。要有胆识，行医要做到“胆欲大而心欲细”，要切记“粗心大意而害死人”的教训。谨小慎微不可取，粗心大意危害最甚，凡是医疗差错均出在粗心上，治不好是技术问题，治坏病多出在粗心和过高估计自己的技术实力；永远不要忘记“天外有天，人外有人”的道理，敢于负责，胆大心细，往往能在实践中创造生命的奇迹。同时需提醒自己，如遇急危重症患者、传染病患者，一定要按诊治程序，请上级医生会诊，安排住院或送传染病医院专科诊治，以免延误病情。

22. 临证遣方用药贵在变通，要因人、因时、因地制宜，不可生搬书本知识，要在临床中学会变通。医生要锻炼遇事不慌的沉稳性格，工作要忙而不乱、快而有序，情绪要热烈镇静。治病需要时日，不可追求速效，慢病、难病要守法守方。医者要养成读书习惯，闲暇时间怡情养性、深思医理，做到思贵专一。

23. 中医成才之路在于学好基础理论，多读书，多临证，勤积累，深入钻研，重视临床实践，在实践中学会看病而不断进步。

24. 中医学术水平的提高，一要继承，注意多读书，多积累知识。二要注重临床实践，要在实践中增长才干，在实践中创新，在实践中提高。三要学会总结，要结合自己的阅历，博览群书，参阅众说，写出有自己独创之处的学术文章。

25. 老一辈临床医家们，他们是自强不息、艰苦奋斗的楷模。他们的治学之路，即坚持勤读书、善读书、勇实践、多验证、勤总结。总结老大夫经验，一定要坚持做到立足临床，力求创新，有新发展。

26. 实践出真知，实践出才干；不怕没才干，就怕不实践。要想在中医界有一席之地，或有立足谋生之地，就要不畏惧困难，学习前人经验，效法师长经验，以简、便、验、廉的中医技术赢得病人口碑；运用辨证论治的法宝，不断进取，必有用之不尽的治病绝招。

27. 中医精益求精的医技是在长期的临床实践中积累求索总结升华而得，离开丰富的临床实践，只会从本本到本本，只能是纸上谈兵，疗效永远不会提高。欲学好中医，文化功底和悟性是重要的。有的人理论功底扎实，但在临床上面对复杂的病证常不知所措、举目茫然，遣方用药表面看理法方药符合要求，但疗效不佳。有的人勤于临床实践，善于师承老师经验，学习理论能活学活用，遇到病证能举一反三，善悟古人和老师用药之妙，临证能左右逢源，常收佳效。

28. 欲成一名好中医，就要静心读书，认真看病，就要走临证—读书—思考—临证—总结升华之路，只有照此循环往复，实践终身，才能成为一名既可治病又能讲清道理的“明医”。明医，明白之医也。若只求虚名，诊治少效，职称再高也无用。

29. 中医学术的奥妙不在书本上，而在临床中，好中医就要多临床、多看病，不要怕累、怕麻烦，只有诊治的病人多了，临床知识的积累才会丰富。学习中医贵在潜心实践，只读书，不临证，纸上谈兵，终究难以取效。切记！

30. 名医的三大基本素质：精通中医理论，丰富的临床经验，精湛的诊疗技术。三大基本素质中最重要的就是具有较高的中医经典理论素养。只有理论上精通，临床上头脑清醒、思维敏捷，技术上才能触类旁通、出奇制胜。谁在临床上下功夫、多看病人，在实践中增长才干，谁就能获得成功。

31. 中医人才成才的三要素：熟读经典，名师指点，重视临床。

32. 一个医生欲精通祖国医学，就要学好经典、博览群书，在此基础上广泛接触临床。读书临证，临证感悟，方可得心应手。正如清代刘奎云：“无岐黄而根底不植，无仲景而法方不立，无诸名家而千病万端药症不备。”

33. 既然我们选择了中医这个行业，就一定要耐得住寂寞，就必然要下决心把这条路走下去。既要手不释卷抓经典学习，又要在实践中研习经典理论，勤于实践，精勤不倦，方可有所作为。

34. 学中医，要做到“勤奋、谦虚、执着”六字方能有获，工作勤奋，昼诊病，夜读书，只要常年不懈必有成效。虚心向周围人学习，师人之长，补己之短，谦逊使人不断进步。做学问、搞专业，一定要耐得住寂寞，只有淡泊名利，坚韧不拔，方能学有所成。

35. 中医临床经验的积累在于坚持和恒心，没有十载功夫，当不上好中医。做中医，信仰中医是临证的第一要义，要从内心相信中医能治病、能治好病，既要专心学习，又要潜心体悟，运用中医的眼光观察病证，运用中医的思维分析病证，临床遇到错综复杂的病变，一定要守住先中医后西医，中医能解决的就不用西医的诊疗规程，调动自己的精力、智慧和诊治技能，去挖掘中医文化的宝藏。临床疗效有说服力，让更多的人相信中医、接受中医治疗，中医适宜技术的推广会给更多的人带来实惠，相信中医的人越多，中医的阵地就扩大了，中医的地位也就巩固了。

36. 留心观察施治后病人的身体变化和反应，做细心人业务才有长进。做好医生就要耐得住寂寞，忍得住清贫，要专心读书，小心临证，通过长年累月的临床实践，逐步提高自己的医术，当医术能真正为大众解除病痛时，人们才会认识你，你才能在患者中建立起口碑，不要怕坐冷板凳，当板凳坐热之时，就是一个医生有成就感之日。努力吧！信仰中医就会对中医感兴趣，成才在于兴趣。

37. 要锻炼自己对事物的洞察力，做到多观察、多思考、多理解、多应变、多感悟。讨论问题不要急于纠正别人的观点，可多听、多看、多琢磨，然后再发议论，古人云“言而当，默而当”，有深意。

38. 精研医道，不断实践，勤求古训，博采众方，是成为一名传统中医的必经之路。

39. 一个人的临床生涯大致可以五十岁为界分先后，前期为读书实践积累经验，即继承阶段，五十岁后为总结创新阶段。注重实践，重视读书，善于总结，敏于思考，为专业技术人员成功不可缺少的途径。潜心努力，开动脑筋，将感性知识上升为理性知识。

40. 欲成医中之“名医”或“大医”者，必须具有医乃仁术、宁为良医的献身精神；博采众方、精益求精的治学态度；淡泊名利、普救民生的行医作风；专注医道，视医生职业为自己生命的一部分，来终身经营并奉献一生心血。以上四条乃成“名医”的重要因素，每一位习医者，应细细体悟，踏实实践，终身向先贤看齐。作为一名医生，在本专业范围内要有这方面的知识，欲获得更多更深的知识，则需要长期坚持读书学习。

41. 欲做大医，必熟读经典，修习国学，顺应四时以养生，重人伦以应世，尊释教以修习。潜心临床，发皇古意，融汇新知，传承创新，日日有得，年年有进，善聚百家之长，绝无门户之见，如此方可步入大医之路也，有志者努力吧！

42. 作为一名医生首先要具备“四心”，首先要相信中医，对学成中医有“信心”，有志者事竟成；其次贵在有“决心”，排除杂念，钻研专业，在实践中增长才能，在实践中找到快乐；三是要有“恒心”，习医者不一定人人都天资聪慧、天资敏悟，但习医者必有坚韧不拔之志，方可学业有成；四是习医者必有“爱心”，人有爱心，视病人如亲人，遣方用药必定会细心，人命关天，责任重如泰山，诊病一定要胆欲大而心欲小，生理之病用药疗，心理之病用话疗，治病先治心，生理与心理同疗是战胜疑难病的重要方法。

43. 学好中医不容易，但凡事要抓根本，要溯本求源。临证之初要注意温习在学校所学之基础理论，反复读好教材，这样边实践边强化中医基础知识，就可以系统地掌握理论知识、规范地运用理论指导实践。随着实践的增加，就要下功夫学习中医四部经典，做到学经典做临床，这样才会发现经典著作中之字句从未有过的清晰，理论从未有过的透彻，越读经典越有新的感悟，实践更加自觉，理论更加扎实，视野更加开阔，诊病望闻问切更加熟练自如。待行医已逾十年之时，则要广泛涉猎，多读杂书，多读古今医家著作，从古今医家之书中找到启人心思之处，激活灵感，遣方用药方可运用自如，这时候更能明白仲景医圣“勤求古训，博采众方”的深刻含义，思想认识才会产生由“必然王国”到“自由王国”的飞跃。

44. 中医之传统是医患一家，患为本，医为标，医生之职责为济世救人，患者信任，医生用心，“医患相得”诸病可治。古人讲“言不可治者，未得其术也”。作为中医人要有扎实的理论根底，更要有丰富的临床经验。经验者，经历验证之谓也。光有理论，缺少实践，病人是不会光顾的，你的学术头衔很高，囊中无真本领也是白搭。民间有一技之长者也是中医的实践者，我们也要尊重他们。如果大夫诊治病人满口西医观点，开药讲抗炎杀菌，方剂无君臣之序；病人不知所措，花钱不少不治病，病人只会敬而远之。

45. 中医大夫要想在行医方面具有自己的风格，就要多读书、多实践，科学积累后走出传统，跳出书本而表现出智慧和启悟，随心之处而疗效神奇，方药平淡，价格低廉，以一胜十，出奇制胜方为明医。

46. 临床上凡成就大业者，必为谦虚之人，既要善于总结自己的经验和教训，又要吸收别人的经验。有些人成名之后往往拘守一家之言而不愿再学习别人的经验。为医者，只有博采众长，方可补己之短；故步自封，目中无人，断不可取也。学业精而虚怀若谷者，必受后辈敬重也。

47. 作为学生或初入医道的年轻人，不要因为帮助老大夫抄方或替别人换方而苦闷，有时通过抄方、换方可以了解他们治病的一些绝招，了解众多同行用药的思路，老大夫们的经验是他们一生的心血集成，作为后学者，要知道这是无价之宝！

48. 学习中医就要热爱中医，要边实践边总结；学习贵在增加兴趣，贵在思想专一，同时不能忘记多读书。俗话说多读书多临证，方能积累经验。

49. 为医者，当取各家之长、广拓思路，才能胸有成竹、临证不乱。

50. 一名医生的经验来源不外乎三方面，一是源于多读书，二是源于师友，三是源于临床实践。多读书，勤求教；多实践，勤总结；医理通，医术精；善于总结，方为上工。

51. 中医学术提高的捷径在于学习和继承老师的经验，吃透老师的学术与经验，又验诸临床实践与自己深入思考后的顿悟，学习中医非常讲究人的悟性，悟性靠学习和实践后的那一点儿灵感。学点东西不下功夫不行，古人有“青出于蓝而胜于蓝”之谓。作为学生，站在前辈们的肩上，不论自己有多高，总会高过别人，胜过别人，此即名师出高徒也。

52. 作为初入临床的中医大夫，没有3~5年独立应诊，临床是不行的，如果能潜心临床，下苦功夫，拿出“坐不热板凳心不甘”的实干劲儿，扎到临床实践中去，认真钻研老师的经验和绝招，再动手动脑于临床实践，则会很快成为一个能看病的好中医。作为中医就要热爱中医，把心力和气力全部用在中医上，认准中医的出路在中医临床上。

53. 中医大夫没有过硬学历也不要气馁，在老师的指导下，走自学成才之路。中医大夫只要自己艰苦奋斗，又做到“勤求古训，博采众方”，通过长期的临床实践，做到“能看病，有疗效，能说清道理”，这样的医生不会比科班出身的差。

54. 提高临床诊治水平的捷径有四条，此四条均被中医先辈们所认可：一是继承老中医临床经验；二是从中医文献中发掘；三是向同行和患者学习，做到广采博收；四是扎扎实实地增加临床实践，这是最重要的途径。多读书，多临证，多悟理，多总结，临床水平自会提高。

55. 一名好的医生，首要的是在掌握一定基础理论后躬身实践，积累丰富的实际经验，做到边工作、边读书，认真研讨医学典籍，用理论指导实践。

56. 学习中医，实践中医，要从读书实践上下功夫。初入医林不可理想过高，急于成名成家，要向老中医学习，要练就门诊坐功，只有虚心求教、努力实践，坐热岗位冷板凳，患者知道你能看病，慢慢就积聚了人气，病人多了，实践的机会多了，本领也就大了。学医要有计划，要分步骤学，方能有成。第一步，行医前五年系统地学习大学教材，先打下基础，此阶段重点是将书本知识与实践结合，虚心向老大夫学习适宜技术，边干边学，增长专业技能，增加学医兴趣；第二阶段即行医第二个五年，熟读《伤寒论》《金匮要略》，学仲景辨证论治，在实践中体悟经方之妙，总结和积累诊病经验；第三阶段即行医第三个五年，此阶段实践增加了，对诊治疾病有了一定经验，要抓住一切机会博览群书，博采众方，吸纳百家之长，把众长变己长，将经验上升到理论，多撰写学医体会，为在医林独成一家做好准备；第四阶段即行医第四个五年，此阶段学验俱丰，遣方用药已入佳境，要熟读四部经典，坚持临床，珍惜医业贵在专，减少应酬多笔耕，不断悟知创新，总结经验。

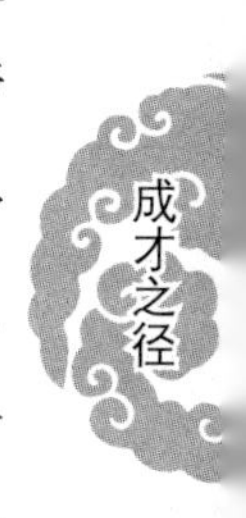

名家名言

1. 清代名医章虚谷著《医林棒喝》。章虚谷学医目的为“尽吾心力”，学医心态为“余好在此，自觉可乐”，学医方法为通医之理。他重视真才实学，反对取巧虚名者，章氏认为：“非有聪明透达之资不能悟其性，非有沉潜力学之功不能精其术，非有仁慈恻隐之心不能善其用，非有不忮不求之量不能行其道。”

2. 王登正老大夫说：“中医理论博大精深，在临床中要有理论基础，但是每个病人的实际情况不同，细微之处不能拘泥于理论，这就要在实践中汲取经验。”医海无边，学无止境，要想真正为患者解除病痛，就必须苦读书、勤实践、常总结，在实践中不断丰富自己的临床经验，提高自己的专业技术。

3. 清代名医叶天士生前告诫子孙：“医可为而不可为。必天资敏悟，读万卷书，而后可借术以济世。不然，鲜有不杀人者，是以药饵为刀刃也。”学习中医不下笨功夫、苦功夫、狠功夫，则难入其门。有志从事中医工作者，要以叶氏告诫作为座右铭。

4. 国医大师裘沛然说：“为医之道，精益求精。”“辨证施治有常法常方，但病机千变万化，应知法无常法，常法非法。”

5. 著名中医学家任继愈先生实践中总结出的妙理："岐黄圣术遗篇理，少壮功夫老始成，课堂授给知识浅，要知此术必临床。"

6. 谢海州老中医认为中医成才来源有三：家传、师授、科班出身（学校毕业）。但成才之路最重要的环节就是临床实践。青年大夫要安于寂寞，甘愿坐冷板凳，多临床，勤总结，把经验上升为理论，理论与实践的统一，如此才是唯一的成才之路。

7. 曾经有人说过："坚持不是简单照搬，而是要有所区别，有所侧重，在坚持中前进；继承不是墨守成规，而是要结合新情况，创造新经验，在继承中发展。"这句话，也可以指导中医学的学习和继承。

8. 赵心波先生告诫说："临床实践是基础，只有多看病人，反复实践，才能积累经验。"

9. 杜少辉教授认为："如果你想走人生成功的捷径，想短期内名利双收，或注重安逸享乐，就不能学中医。学中医就得扎扎实实、勤勤恳恳地耕耘才会有收获，不但要读万卷书，还要临证上万病人。"

10. 上海中医药大学金寿山教授认为："辨证论治应该落实到'治'，如果效果不好，辨一番论一番，只是一种空谈。"

11. 学习中医要熟悉常用方剂，俗话说要背熟汤头（方剂歌诀），俗有"心中有汤头，开方不发愁；心中无汤头，行医常挠头。"所以熟悉方药对开展临床工作大有益处，这是中医人的基本功。正如《医学传心录》所谓："若能熟知更妙，若不能熟，常常读之，自能入腹。”背汤头与趣味记忆结合则另有一番情趣，如三仁汤可读为“三仁爬竹甘，朴通一声滑夏来。”独活寄生汤可读为“牛肉细艽寄独女，八珍防仲无白术。”玉女煎可读为“石膏熟地麦母牛。”

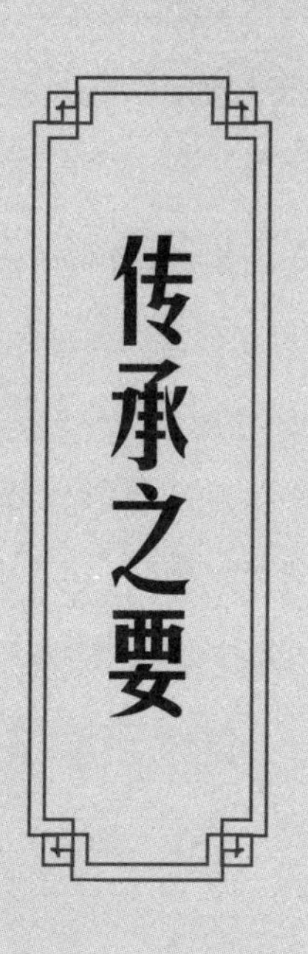

传承之要

赵师传训

1. 中医工作者应倡导的工作精神：上善若水，海纳百川，包容学习，与时俱进。

2. 作为一名中医工作者，要信中医、热爱中医，并要真正地在中医理论指导下遣方用药，这样才能真正认识到中医的良好疗效和药物的安全低毒特性（与西药相比，中药的毒副作用少，除少数有毒药物外，绝大部分是安全的，经过药物配伍，有毒之品是可以减毒或变无毒的），并充分发挥中医的优势。

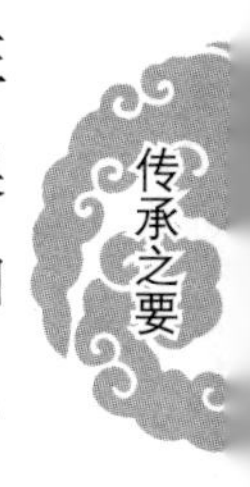

3. 对古人之观点，我们切勿在文字上纠缠不清，要通过临床验证之、探索之，反反复复若干年方能证其真伪，在疗效上寻找新的理论依据推陈出新。

4. 中医专病专方为治疗方剂的核心，它不是药物的堆砌，而是长期临床的经验升华，为方剂中君臣之品，需在实践中升华与体味。

5. 中医是承载中华民族传统文化最丰厚的一门学问，“医乃仁术”是中医药学的传统观念，习医者要留意学习传统文化，要树立济世救人的宏愿，扎扎实实地搞好临床实践，要读经典，多临床，在实践中长才干，“功夫”下到了，临床遣方用药方可“法从心出”、药到病除。

6. 作为一名中医传承人，所谓的创新能力就是你发现新问题、解决新问题、创造新经验的能力。创新意识和创新能力必须要以创造性思维做基础，在传承中创新。

7. 作为中医人，既然走了医道这一行，就要在自己的位置下一番辛苦，做一番努力，读经典，做临床，拜名师，在临床上有所作为，力争做一个好医生。

8. 作为中医人，最重要的是立足岗位，潜心钻研和熟练掌握业务知识技能，在提高服务水平上下功夫，除此之外的一切事情可以说都是无用的，有真才实学受人尊重，无真才实学受人白眼，真本事、真医生才有前途。

9. 如果不带有一种激情、一种热爱、一种兴趣学习中医是难以入门的，在熟悉基础理论后还要潜心研究中医经典著作，扎扎实实地做好临床工作，边实践，边读书，在实践中不断增长才干。中医人要切记，医学是人命关天的大学问，来不得半点虚假和将就。想做好医生，就要下真功夫，学习、学习、再学习，实践、实践、再实践，不当徒有虚名的“专家”，要当有真才实学的医生。

10. 中医诊治疾病的整体观念，中医思维中“和”的理念，关于医患道德情操修养方面“仁”的理念，这些在中医文化中都有着重要位置。诊治疾病要从整体入手，注意五脏之和谐、阴阳之平衡、局部疾病着眼于整体的调整，有病不治病，整体调整，正气足五脏和而病愈；人在天地之间生存，天人和谐方能身心同调、健康无疾；人健康的根本在于精、气、神的和谐，这样才能达到人的身心与社会自然环境的高度统一。不论是医生还是患者，在道和德方面都应具有“仁”的思想修养，在处理情志及人际交往方面都要有宽容的胸怀。在“仁”方面医生为主体，素有“医乃仁术”“医存仁心”等古训，这些告诫我们要突破纯技术主义的框架，应主动带着真诚的热情去接待病人，用热心和技术为病人提供服务，治病先治心，做到身心同治，这样就能化解医患之间的隔膜，密切医患关系，达到“医患相得”之目的。

11. 作为一名中医工作者，有责任挖掘中医文化的核心价值，在实践中传承创新，积累深厚的中医传承和中医文化传播的土壤，让中医之根永远植根于中华文化的沃土中。

12. 对中医学的继承和发展，中医工作者首先要树立信心，跟随美好的愿望迈出坚实的步伐，一步一个脚印前行，坚持、耐心、信心是学好中医的第一步。

13. 中医药文化是一种遵循自然、敬重生命、关怀健康的文化，它是传统文化中保留最完整、最具活力的部分，同时它是开启中华五千年传统文化的钥匙。中医语言含义深刻，气韵生动，我们在读先贤医籍时不仅为其中的医学价值而感叹，而且为其所揭示的文化意义所折服。浩如烟海的中医古籍，上及天文，下及地理，中悉人事，“具有其文简，其意博，其理奥，其趣深”之特点。作为中医人，除了熟知中医理论外，还应具备以语言学为基础的传统文化修养，这样才能运用中医文化的智慧和魅力体味生命至尊至贵之道，才能在临床实践中展现中医人之风采，良好的医技和通俗话语都是治病之良器也。

14. 在中医宝库中，确有取之不竭、用之不尽的财富，确有不少至今尚未被人们所认识、掌握和利用的医学理论和临床经验，亟待人们去挖掘、继承和发扬。

15. 名老中医的临床经验和学术思想来之不易，一定要在师承的基础上有所创新和发展，这条路相对来说比自己摸索前行来得快，下功夫学习对自己学术进步很值得。

16. 许多散落在民间的单方验方里蕴藏着珍宝，作为一名临床医生，要做好收集整理和验证工作，使之成为正规治疗的补充。

17. 王本立老中医，湖南石门人，善治疑难杂症，屡起沉疴，名噪乡里。他告诫后人，行医先学做人，要做到："施人慎勿念，受施慎勿忘。世誉不足慕，唯仁为纪纲，隐心而后动，谤议庸何伤？"（语出东汉崔瑗《座右铭》）

18. 中医药的源头活水来自民间的医疗实践，扁鹊、华佗、孙思邈、李时珍等历代名医无不出自草莽。中医世家，特别是民间中医人最具草根性，他们和基层民众的健康息息相关，他们是中医最接地气的一群人，百姓离不开他们。在神州大地上应有中医世家和民间中医一席之地。在正规医院工作的中医，都应该为民间中医的成长培土浇水、提供帮助，让这些有一技之长的中医人健康成长。

19. 山西省运城市紫苑中医老年病研究所张军认为："学好中医应学哲学、重实践。"笔者与其观点吻合，录之参考。首先，中医是一门医术，你必须要有一颗奉献的心，要有努力做一个“仁医”的志向；其次，要对传统文化有深厚的感情；第三，要使中医思维与现代思维相互借鉴。关键是要学好哲学，中医的理论无时无刻都体现着辩证法，学习毛泽东的《实践论》《矛盾论》很有必要，可以加深对中医理论的理解；第四，中医是以实践经验为主导的医学，学习时应注重临床观察，辨证分析，这需要一个积累提高的过程；第五，要掌握整体观，中医“天人相应”说是把人放入整个宇宙和自然界的变化中去看一个人的适应性，整体中有个体，个体中有整体，人常说“一方水土养一方人”，人在作为一个独立个体的同时又与自然界之间联系紧密；第六，中医理论不是“形而上学”的观点，中医理论与时俱进，几千年来伴随中华文化的进步不断发展、提高、创新和完善着，那种认为中医理论几千年都不变的看法是不对的。中医理论是通过对自然界及人类自身与自然界变化的关系中总结出来的。

20. 对前人和老师的经验，应该遵循和继承，但更应该在实践中验证和发扬，发扬才是最好的继承。

21. 学好中医沉潜十年方有得，沉潜十年方出声，实践已经证明上面的道理。

22. 中医博大精深，一个走出校门的学生或跟师出徒，十年才算真正步入中医大门，才可以说刚刚学会看病，学好理论→参加实践→将实践经验上升为理论→再进入更高层次的实践→形成自己的诊治经验→得心应手，出神入化→名医。

23. 对中医理论要做到全面掌握，在继承的基础上注重实践，有了丰富的实践后，要逐步形成创新思维，方能有所进取。

24. 继承、发扬、创新，是古今医家成功的三级台阶。继承是基础，只有打好基础，练好扎实的基本功，才能在继承中发扬，在发扬中创新。

25. 随师学医，每个学生都要经历以下几个阶段。①侍诊阶段：增加对中医的感性认识，学会接待病人，增强对学医的兴趣。②试诊阶段：学会接诊，书写好规范病历，运用所学理论试着开方，诊治病人。③试方阶段：临床知识积累渐多，对老师传授的临床经验已有了深入的了解和感悟，可动手“照猫画虎”锻炼开方，然后由老师把关，待疗效彰显，遣方用药信心即增。④独立诊病阶段：在取得执业医师资格证后遵循中医诊病思维，大胆接诊，耐心解释，细心望闻问切，谨慎处方开药，将师授经验扩展应用，昼间接诊，夜间读书，点滴积累，接诊人数超过 2000 人后，临床经验渐渐丰富，望闻问切渐渐掌握，这时才算入“道”了。

26. 中医的生命在于临床，传承是前提、是根本，没有传承，何谈发扬？中医学是实践医学，没有临床实践，也就没有传承。学好中医的关键在临床，临床实践的关键在疗效，只有疗效才是硬道理，纸上谈兵，唯书唯理，临床上行不通，故俗语云：“熟读王叔和，不如临证多。”

27. 俗话说：“会看病的郎中治病，不会看病的郎中害人，原因是医业不精，误人害人。”中医药宝库博大精深，一个人只要用心钻研医术，吸收古今先贤的各种医理和治疗方法，并在实践中加以验证，不断有所创新，就会不断进取，有所收益，就可为医术的提高创造条件。

28. 作为一名中医，要用中医理论指导临床诊疗，不可依赖西医的检测方法，不论西医诊断何病，只要我们遵循中医思维思考，就能找到合适的治疗方法，发挥辨证论治的优势而收效。若诊断用药一切围着检测报告转，或依据西医诊断对号入座，多为对中医理论一知半解者，对中医临床生疏者。他们处理病情心中没有底，只好依赖西医拐杖来走路。中医如果不坚持自己的理论、自己的思维和诊治方法，必然会被现代医学所异化或自行走向灭亡，中医发展要坚定地走自己的路，要为自己创造一片自由发展的空间和净土，尽管这条路走得很艰难，道路很曲折，遇到各种干扰不可避免，但有志者事竟成，这条路还要长久地走下去，中医药学根植于中华传统文化的沃土之中，又得到人民群众的热爱和呵护，一定会根深叶茂、繁花似锦、硕果累累，一定会屹立于世界医学之林。

29. 中医之“中”字，从临床治疗学的角度来讲，就是中医治病的最高境界，就是“持中守一而医百病”，也就是致中和，治中气，不偏不倚，以平为期，以和为贵。

30. 对待学生要力求做到“非其人勿教”，这就是人们常说的因材施教，中医学的传承对象必须有所选择。按照李今庸先生的说法：“应先爬罗剔抉，而后再刮垢磨光，即择人而教，因材施教。”

31. 医者要善于学习别人之长，莫议同道之短，诊病用药要胆大心细，不可粗心大意，要敢于走别人不走的路，敢用别人不用之药，只要证药结合，其效著矣。胆大者遇证果敢决断也，心细者遣方用药不草率从事也。

32. 中医临床是中医学术发展赖以生存的土壤。“学”是理论层次，“术”是经验层次，学为术之基，术为学之用。

33. 中医前贤之只言片语确属临床历练所得，十分紧要，对临床有指导意义，真可谓：“纸上得来终归浅，临床得来弥珍贵，片言只语含深义，融会贯通出新知。”

34. 一个医生，要想有所作为，除了刻苦读经典，努力涉猎诸家学说外，还应在实践中敢于质疑，勇于实践，正视失误，不断进取，方能立于前辈之肩，有所作为，创新传承而独成一家也。

35. 叶天士用药方小、药少，方药精炼为医家所折服，纵然伤寒诸家讥之用药轻浅如儿戏者，笔者深不以为然。中医认为遣方用药在于辨证而非其他。若以病之大小轻重而论，或言今之药材多为人工种植非野生力薄而重用，实属谬矣。当代中医大家程门雪一语道破中药用药之玄机，先生有言：“药物的作用是引导，是调整，是疏通，所谓四两能拨千斤是也。”

名家名训

1. 湖南中医药大学彭坚教授告诫学生们要“用心读书，用心看病，用心总结，用心做人”。

2. 全国名老中医焦树德老先生曾在1986年“全国中医药学术发展战略研讨会”上说过一段发人深思的话，确实给有志于学好中医的后学者们提供警言：“自己数十年积累的学术经验，如要和盘托出，可能用不了一周就会讲完，这可是我毕生的心血结晶啊！如果助手、学生们不重视，瞧不起，我会深感痛心的！”重视收集老中医们的宝贵经验，并在实践中去验证创新，沿着前辈们指引的路去走，后学者必能成功。

3. 上海中医药大学何裕民教授认为，学习中医一定要心态平和。他常对学生说，中医是个“煲”，要慢慢地熬，才有味道。他说在对待中西医态度问题上，有些观念需要扭转，比如说有人认为西医能治百病，中医只擅长治疗疑难杂症，其实在急诊抢救方面，西医固然是强项，但在一些小毛病以及一些常见病的治疗方面，中医还是很有优势的，中西医各有优势，完全可以协同作战，没有必要剑拔弩张、全面抗衡。他认为，今后中医不可能仅局限于治病，还应对亚健康等病前状态实施干预，这几块结合在一起，才是中医的发展之道。

4. 上海名医王庆其教授的座右铭："不做'名医'，但求做'明医'"。

5. 王叔和曾谓："医药为用，性命所系。"医圣仲景有"勤求古训，博采众长"之训，为医者不可不知。

6. 清代名医黄元御精长沙之学，对仲景之用药有独特见解。他认为仲景用桂枝之义奥秘在于：桂枝之性在于通达调畅，桂枝之用在于疏木达郁。他取仲景162味常用药进行诠释，著书为《长沙药解》，可细细读之。

关于师承

1. 跟师学习要做到三用心：用心在实践中学本领，在实践中增才干；用心在书本上找智慧，博采众方，创新发扬；用心以真诚对待病人，视患者为亲人，诚信服务赢得"回头客"。跟师学习一定要从头学起，潜心学习，虚心求教，在跟师过程中可以学到在书本上没有的技术，尤其在跟师实践中体察中医药文化，学到中医人之美德。

2. 读书与诊病是两回事，又是一回事。若随师侍诊得师之真传者则受益良多，师父步步领入，启发之、点拨之则胜过读书。

3. 老中医选徒的标准是热爱中医、品学兼优、学业勤奋。培养途径有三步：第一步是随师抄方，这是特殊的课堂，学生要全身心倾注，对老师治病的观点不管理解与否，要有闻必录，逐步熟悉老师的理法方药和临床思路；要与老师组成命运共同体，师愿授业，徒愿学业，老师对学生爱之深、责之严，徒弟尽情沐浴师恩。第二步是研读经典，博览群书，刻苦读经典，逐步理解和掌握老师诊病经验；要在学习上下功夫，要有坚韧不拔的毅力，能耐得住寂寞和清贫潜心学业；不爱读书，头脑空，目光浅，则难成大器。第三步是增加实践，在老师经验基础上博采众长，要突破自己、扩展自己、充实自己，要在继承老师经验的基础上超越老师，走出一条有特色的行医之路。

4. 国医大师路志正先生在 2010 年 8 月 12 日举办的中国中医科学院中医年度论坛上说："中医师承教育自古以来一直是培养中医人才的最佳途径，学生不仅继承了老师的经验、技术、特长，也在临床实践中体会经典，对照加深了解。"路志正先生说，中医学是一门实践性很强的生命科学，既要有系统理论又需要丰富的临床经验，而师承教育就是有效的教育模式，让学生多临证多实践，做到学以致用，提高临床疗效。

5. 裘沛然教授为医林德高敬重之长者，裘老仙风道骨，躬耕杏林 70 余年。他是一位好医者，德高技精；他是一位好教授，师徒严明；他是一位好学者，人德端方。在先生身上，体现了中国优秀知识分子甘于清贫、淡泊名利的人格特质，反映了老一代中医学者至精、至诚、至仁、至善的大家风范。裘老的一生是"德艺双馨，积仁洁身"的一生，永远为后学敬仰。

6. 作为一名带教老师要对学生负责，要以自己的言行告诉学员先学做人，然后方可学好医术。作为一名合格的中医大夫，不仅要熟练掌握望闻问切的基本技能、有精湛的医术，而且要有良好的医德，作为医生不仅要关注疾病，更要关注人，不仅要重视病人所患病症，更要考虑致病的心理、社会环境等因素，不仅要维护患者的切身利益，而且要维护社会的公共利益；尊重患者，尊重生命，建立和谐的医患关系，从而树立起新的生物—心理—社会医学模式观和医德观；明确自己的职业角色，增强中医人的社会责任感，从而做好中医工作。

7. 中医学最直接最有效的继承方法是跟师学医艺，即人们熟知的师承。中医经久不衰之秘，就在于历代医家将中医接力棒似的不断传承并发扬光大，师承制在中医传承中有不可替代之优势，通过老师的言传身教、耳濡目染则可以事半功倍地继承老师之经验。徒弟在侍诊抄方中渐渐培养了自己的悟性，增加了临床阅历，找到辨证论治之门径，逐渐形成自己的思路。

8. 跟师学习不仅要学习老中医之独特临床经验，还要学习老中医之为人处事，把做人放在首位。修德敬业，真诚服务，淡泊名利，耐得住寂寞是中医人成才之必由之路。

9. 跟师学习是中医成才的捷径，它可以直观地感受老师的思维方式，临床上可少走弯路，对开悟医道有帮助。老师有传承中医的责任和愿望，徒弟有成就，老师脸上也有光。作为老师当然愿意毫不保留地传授自己的一生所得。老师选徒弟，重点看人品、志向、智慧、临床知识及理论素养。在师承关系中学生尊重老师，师生双向互动，一方愿意传授，一方愿意传承和努力学习，这样传授有信心，学习有动力，站在老师肩上的门生一定会高过老师。

10. 名老中医的诊疗经验多是以隐性知识的形式存在的，学生只有在长期跟师学习的过程中，逐步破译、逐步进入老中医之思维，并通过自身实践慢慢进行体味。对学术传承中大量的“只可意会，不可言传”之内容做到主动与老师交流沟通，并参照老中医带徒资料进行参悟，找出隐性知识中的诊治规律并积极进行归类、归纳和阐述，这样就会实现“可意会，可言传，可阐释，可验证”的目标。只有实现了这个目标，才算真正的传承。

11. 做好中医传承工作，一定要做到学习老中医的业医之术，重点了解老师诊病的思维方式，理法方药与实践的结合能力，随机应变的临证应变技巧和法则，以及老师广博的传统文化素养，学会从传统文化的角度去看待生命、分析疾病。指导临床除了解老师业医之术，还要了解老师的治学之术和为人之术，学医先学做人。学习老师的敬业精神、淡泊名利精神，甘于寂寞的人生准则，视中医为生命的执着精神。同时要学习老师活到老学到老，温故而知新，不断更新知识，业医治学为人为基础，这是传承中医的重要途径。老中医们一生奋斗积累的经验是无价之宝，欲传承者必下功夫学习和传承，这是成为新一代中医的捷径，也是形成学术流派的根基性财富。

12. 跟师侍诊要有恭敬之心，不论你原来知识掌握得多与少，都要放下自己的成见和执着心，从头学起，只有这样才能学到真东西，要知道老师只是一块铺路石和一架人梯，老师走过的曲折之路你不用走，老师的正反两方面的临床经验都是珍宝，站在老师和先辈肩上时，你就超越了老师，“青出于蓝而胜于蓝”，年轻人努力吧，光明就在眼前。

13. 国医大师颜德馨先生在谈中医传承时说：“学生和老师是中医传承的核心，是内因，是决定因素。”“各位老师首先要思想开明，不惜秘术，当秉承公正无私之心，将新思新学倾囊相授。”若是为怕教会徒弟饿死师父，秘其术而不传，势必影响传承效果。颜老对徒弟的要求很严，他说中医历来主张“术不轻传”“得其人方传”，对传承弟子要有规矩，作为弟子首先要信念坚定，热爱中医；其次要人品端正，心术纯正；第三要天资聪慧，颖悟过人；第四要勤奋好学，自强不息，好学求进；第五要通文达理，明经晓史，若要形成中医学的思维方式，真正领会中医学理论的真谛，就必须有扎实的传统文化基础。

14. 跟师入门，三年足矣，学生得其真传不是得其经验之全部，而是从老师那里得到启迪，但不是复制老师，正如俗语云：“师父领进门，修行在个人。”

15. 作为一名西医，本科毕业工作 10 年就可以成长为专家，但作为中医就是拿了博士学位，不经过 10 年以上临床实践，你也不是真正的博士。中医学人才的成才特点是：学中医易，学好中医难；读中医易，读懂中医难；传承中医易，真正传承好难。作为中医人要想得到社会的认可，特别是患者的认可，就要下决心把理论和实践结合，潜心临床，注重师承，用疗效赢得人心。

16. 中医师承教育是中医药事业中的一个重要组成部分，也是培养中医名家的重要途径。自古以来，对中医学术传承过程中以家传、师承、自学三种为主要形式，其中以家传、拜师方式的传承关系占据中医传承的主流。新中国成立以后则由院校培养方式替代了家传拜师自学的传统模式，使中医人才呈现规模化和标准化体系。中医人才培养造成一定程度的相似，制约了中医人才个性化发展，加之临床实践少，很多高学历的院校毕业生进入临床后不能适应临床要求，所以中医师带徒又提到了日程上。中医师承教育的优势，诠释了“因材施教”的深刻含义。实践证明只有长期跟随名老中医抄方学习，后学者才可以在潜移默化中对老师用药、理法耳濡目染，并不断在日常随诊中揣摩体验，心领神会，慢慢感悟其精髓并继承发扬，老师丰富的临床经验不是一朝一夕能够体会到的。唯诚信学习，耐心体悟，反复验证，否则难得至宝。

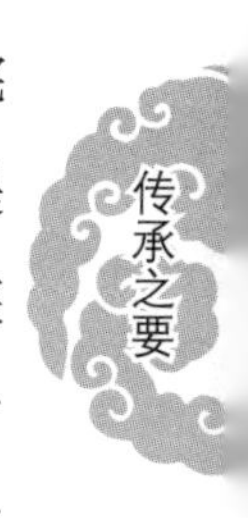

17. 跟师学习要做到手勤、眼勤，尽量做到勤记勤思，多做记录以备事后回味、理解，重点放在辨证思路、与人沟通技巧上，典型病案一定要记下来，日积月累必有收获，通过跟师增强学中医的信心，培养对中医的感情，学会问诊，写好病历，了解诊病流程，提高与患者的沟通能力。人勤有收获，人懒啥也不会成。进修医生和实习生的表现早已说明了这一点，跟师学习要多听、多看、多记，学会与老师相处，学会与患者相处，这样就可在实践中增长才干。

18. 作为中医学习者，不论是学习理论知识，还是总结老师的经验，都要通过自身的临床实践把所学转化为自己的知识和经验。同时在学习实践中还要学会创新，学会“悟”，从古籍中“悟”，从老师总结归纳的养分和经验中“悟”，从现代医学中去“悟”，更要从实践中去“悟”，并在实践中检验和完善。把我们中医的治疗手段与中医文化有机结合，让中医之路保持特色并越走越宽广。

19. 对有扎实理论基础的中医后学者，要拜有实践经验的大夫为师，让后学者尽快接触临床实践，老师为其提供成熟的临床经验，并逐步树立中医信心，建立中医思维，这样中医人才就会找到一条可行的道路，谁想进步谁就拜师做临床。

20. 跟师学习要重视老中医口头和行为经验的学习，做到眼勤，即勤观察、细心体悟，让这些基本失传的宝贵经验和实际操作技巧继承下来，并发扬光大。除学习辨证论治的经验外，这些实际的非常实用的经验更珍贵，如“敲背或点按背部穴位”“盖帽儿”“左病右治”“上病下治，下病上治”“牵舌治言语不利法”等等。

21. 跟师学习不但要学习老师的具体医疗技术，更要学习老师的人格、医德、素养和执着的专业精神，这种中医人的精、气、神是书本上永远学不到的。学医应先学做人，后学医术，人不立而医难成。

22. 中医传授学业重师授家传，中医之真传，非口授不明，非指点莫悟。故跟师要认真，学习要刻苦，方能有所进取。

23. 老师传授的“套方”是门人行医的看家本领，要珍惜。

24. 跟师学习一定要耐得住寂寞，不要急于出成绩，要做到虚心、细心、耐心、用心，要把老师的东西细细体味，努力用于实践，在实践中验证提高，同时还要下苦功夫学习，不计较个人得失，这样才能学有所成。

25. 汉代扬雄《法言·学行》云：“务学不如务求师。”一个年轻中医欲在临床上较快地成为行家里手，除了自己读书实践外，还要有名师指点和教诲，前辈治疗常见病的点滴经验，是老师们长期的临床实践，在工作学习中积累的，其中不乏真知灼见和遣方用药之捷径，一定要重视起来。做好继承和发扬工作，站在老师的肩头可省下数十年的钻研，俗语谓：“师父领进门，修行在个人”，只要肯下功夫，你的技术就高人一筹，汇通诸家，博采众长，坚持临床，必成大器。

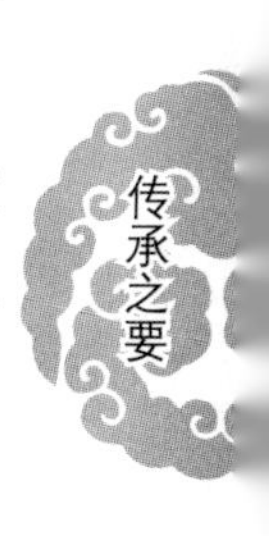

26. 跟师学习，对老中医常用药对、药组的应用要留心收集，不可忽视，因为这是老中医们长期实践得出的用药经验，十分珍贵，这是研究老中医用药规律的重要途径之一，也是研究复方中药的捷径，在辨证论治理论指导下，老中医们在识证遣方用药时，用药灵活且针对性很强，有时让学生们不理解，一定要在这方面下功夫，重点了解老师的用药思维和善于应变的方法和要点。

27. 中医授徒的古训：“非其人勿教，非其真勿教。”选徒的标准：“勤奋、智慧、品正。”老师的责任为引路铺路，老师对学生要有春风化雨、润物无声的真情挚爱；学生要有拼搏、奋发、创新的精神状态，还要尊重老师、刻苦学习、奋力成才。让学生学会“走路”，走自己的路。

28. 随师学习重在观摩老师诊病方法、用药巧妙和各种疾病的辨证施治，同时要通过随师侍诊，领悟“只可意会不可言传”之中医精髓，有时候老师的经验是难以用文字表述的。尊重，心诚，刻苦，用心，方可随师有悟有得。

29. 国医大师张镜人先生的座右铭：“勤以补拙，谦以代骄，慎以戒忽，博以广知。”

30. 上海名中医张云鹏教授认为一个中医人的成才在于诚、勤、敏、悟。他在师承班上多次强调，要培养学员诚勤敏悟的综合素质，也就是拜师授业诚其心，整理总结勤笔耕，洞察索微敏其思，遵古创新悟其意。张云鹏教授还注重学生多临诊勤总结，告诫学生勤于累积，善于探索。授业徒弟要发挥主观能动性，理解整理老师的经验和学术思想，感悟老师在诊疗中所用的一方一术、一招一法，并运用到自己的临床实践中去，体会其中的医理医道。跟师学习一定要多临证、多实践、多运用、多体会、多思考、多总结，并在实践中博采众长，兼收并蓄，对老师的经验加以总结提升，并有所创新。

31.2010 年 7 月陈竺在新加坡发表演讲，提出要“原汁原味”继承中医，“与时俱进”发展中医。他说，今后中医的发展要坚持两个方向，其一是“原汁原味”，即按照中医自身的特色传承下去；其二是“与时俱进”，即运用现代科学的手段开展研究。

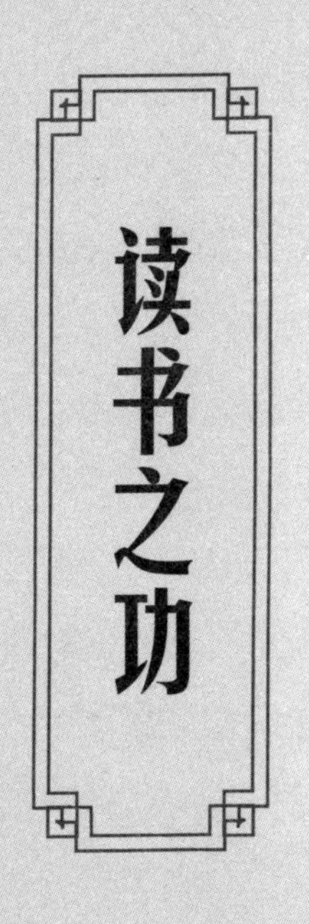

读书之功

多读书

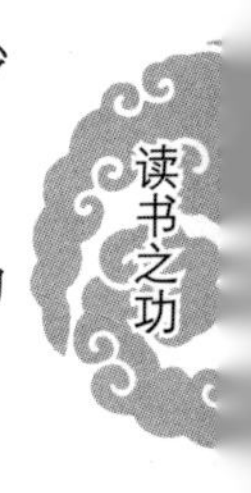

1. 读书与临证相结合才能不断进步，失败与成功均为经验，在失败中绝处逢生，在失误中觉悟。老中医的宝贵经验，来之不易，一句话可使人开窍，一张方可救人性命，医海拾贝之妙语胜过读书半辈子。

2. 中医治病贵在识证，遣方用药不脱规矩方能收效，此为读书临证结合之果。

3. 医生治病要多读书、多临证、多积累，方可经验在手，藏妙法于胸中。要留心各种病症的发病规律，充分利用药物的四气五味、升降沉浮诱导上下，以调整体之盛衰，解除各种症候。或祛邪扶正；或扶正祛邪；或培中气以固本，病虽未去，而正气不伤，“人与病和平共处之”；或调补正气“带病延年”。此中均蕴含医者之智慧。

4. 读医书贵在精细，初读泛泛而读尚可，紧要处要细读精读。正如前贤所云：“好学深思者，当有所得也。”

5. 作为一名中医临床工作者要学会读书，能系统地反思，从实践经验中学习，对临床中出现的问题要善于质疑，用实践检验理论，要勇于在继承的基础上创新，要不断地尝试和接触新知识和专业技术，适应复杂的临床实践，只有不断地学习积累，才能成为行家里手。

6. 读古人书，体悟古人用心，并在实践中应用。在实践中探求古人经验的真正应用价值，需要下一番读书、思考与临证的苦功夫。

7. 不读医书不明医理，不得师传则遣方用药不离书本，按图索骥则疗效差矣。白天接诊、晚上读书应成为行医者之习惯，临证—读书—再临证—再读书，循环往复则医理通、临床精。

8. 坚持读书，长期临证，二者缺一不可，更不可偏废。学习理论的目的就是为了解决临床上遇到的难题。临床实践可以验证理论的正确性、科学性，可修正、完善、创新和丰富中医理论。

9. 坚持读书应成为每一位医者生活中的组成部分。广泛阅读，博采众长，学贵专一，重点精读，分析思考，不可人云亦云，要有独立见解；诊病务必认真，待人务必和气，解疑务必耐心；审因辨证务必谨慎细微，遣方用药务必权衡利弊、以少以廉取胜。昼诊夜读务必常年坚持，积年累月感悟则多；撰文务必真实，不可虚言，要能给后学者留下济世之真学，以利学术之传承。

10. 活到老，学到老，为病人服务到老，应为医者一生之追求，任何时候对医生来说服务是第一位的。坚持本色，待人宽厚，慈悲为怀，淡泊名利，随缘和谐，乐在自然，此可作为领悟岐黄之道之归宿。

11. 读医书要留意古人对药物的记述，古人不像现今人们心态浮躁。古人观察事物极详，往往出言不虚。《名医别录》载皂荚“除咳嗽囊结”。临证用皂荚治包裹性胸腔积液，凡见舌苔厚浊者，与紫菀、川椒目合用常收效。可见读医书要细读，结合临床实际读书常有启示和感悟，将古人经验再经过实践的验证会有“柳暗花明”的切身感受。

12. 作为一名临床医生，一定要做到边临床边读书，在多读的基础上更要多思，要兼收并蓄，择善而从之，只有这样才能在前人的基础上有所发现、有所继承、有所创新。

13. 待临床经验渐丰时，可读《千金方》，能开阔治杂病的思路；读《外台秘要》可找到治疗脏腑病症的方法，特别是现代医学内脏神经失调出现的一些综合征，通过学习《外台秘要》可找到头绪。总之，治疗内科疑难杂证，多读《千金方》《外台秘要》大有益处。

14. 读医书不要看其华丽的说辞，要看其诊断的独到之处，一定要选择重要之处留心，这样读则有益。

15. 读书贵在坚持，多读方可有得；读书贵在消化，消化方能不断吸收营养；读书贵在应用，纸上谈兵不可取，活学活用常有收获；读书贵在心悟，凡启人心思之处，均需留意心领神会，先悟吾心即为感悟；读书贵在心静，淡泊宁静为读书之关键。

16. 多读书，多临证，才能成为好医生。医生不能离开临床，要走白天看病、晚上看书这么一条路；光读书不看病，理论一套一套的，那是书生，不是医生，不临床就搞不清书上讲的哪些符合临床实际，哪些不符合临床实际；读书贵在悟，在实践中悟，有心悟就动笔记录下来，这就叫经验。

17. 要善于读书，善于思考，要在临床实践中不断总结诊断用药的规律，要根据临床实际不断创新，对古人的经验要在继承的基础上有所创新，应当认识到继承是基础，创新是灵魂，只有带着创新的意识去继承，才能源于古人而跳出古人，源于古人而高出古人，理论的升华靠实践，升华的理论可有效地指导实践。

18. 常读书可以开阔视野，借助他人成功的经验去认识世界。学问贵在学与问，学习靠读书与问难求教，凡有一技之长者均为吾师也。学习理论必须付诸临床实践，学习书本知识的目的是学以致用，学医的目的应落实在治病救人、解民疾苦上。长期的理论学习和临床实践可以升华理论，形成具有自身特点的学术观点。

19. 读书贵在善于思考，善于创新，学以致用。还要活学活用，学用结合，在提高疗效上下功夫。

20. 学好中医一定要涉猎广泛，要尽量多读书，只有这样才能不断地增加知识的积累，用辩证唯物论来指导自己的临床实践。

21. 读书贵在活学活用，不与实践结合即死读书也。

22.《论语》说："知之者，不如好之者；好之者，不如乐之者。"要想学好中医，首先要在内心深处意识到医学的神圣崇高，才能做到"好之""乐之"，以坚韧不拔的毅力，迎难而上，自觉忍耐，自觉坚持，甘于寂寞，甘于清贫，积极投身中医临床实践，在实践中逐渐增进对中医的感情，体会中医的价值，奋斗十数年，在师授经验的基础上继承创新，走出自己的行医路子来。

23. 重庆医科大学教授马有度先生 50 年临床生涯悟出的道理："读书完全在于应用，理论务必结合临床，尤其要深入思考，在继承中不断创新。"

24. 善读书者，有心之人也。读到精彩之处随时笔录以备温习。读书有得时，及时写出读书心得，则可学渐日进，日久积累，丰矣。

25. 读书之目的在于应用，要读活书，活学活用；读死书，则常犯本本主义的毛病，临证时常无定见。善于用理论指导实践，则学业日进，经验日积月累，遣方用药则运用自如。

26. 读医书不要被纸上谈兵之说所迷惑，用孙中山先生的话来说，也就是要做到"能用古人而不为古人所惑，能役古人而不为古人所奴"。要做到这一步，只有多读书，多临证，舍此别无二途。

27. 要在实践中学会读书，很多有用的东西，不在标题上面而在字里行间，若能捕捉到则启人心思。

28. 读书应以解决实际问题作为出发点，纸上谈兵与实际相差甚远，要在实践中增长才干，要在实践中增加读书欲望，要向社会学习，要向服务对象学习，要时刻明白医生的本领是从病人身上学来的。

29. 读古代医著的正确态度是既不轻易否定也不盲目接受，尤其是遭人非议的学术观点。要结合自己的临床实践进行思考和取舍，择善而从之，切记不可说三道四或人云亦云，只有经过自己的临床验证，经过独立思考，在实践中悟出的道理才算经验之谈。

30. 读书可明理，临证可悟道。学习为了充实，学习之目的就是要在继承前人的基础上有所创新和超越，开卷有益贵持久，海纳百川贵谦逊。

31. 学医之初，对中医典籍要熟读默记，打下坚实的理论基础。临床之后，要精选 1~2 本实用书籍，从书本到临床，从临床到书本，反复数次；同时结合老师临床经验反复实践，这样进步快少走弯路。成功之路为：读书—实践—再读书—再实践，在实践中增才干。

32. 前贤告诫："善读书者，当于学习中研究之，临床中验证之。"

33. 多读书、多临证、多动笔、多心悟。勤于学习，勤于思考，勤于总结，方可有所成。

34. 读书以启人心思为妙，临证以遣方用药覆杯即效为神。治病看疗效，遣方贵巧妙。

35. 中医长辈告诫后学曰："学医不可不读书，临证更不可一日不读书，不可一症不读书。有所继承，尤必有所发扬。"后学要发扬中医长辈们昼临证、夜读书之传统作为，要做到既善于学习，又独立思考，把理论放到实践中去检验，去粗取精，创新感悟，将实践的感性知识升华为理论，并有效地指导临床，以期取得新收获。

36. 读书，善读者不读有字之书，而要读无字之书，读书凡遇启人心思之处万万不可放过，要细细体悟作者未示人之点滴，举一反三，找出己所需之营养，扩充之，感悟之，存乎一心，巧妙出焉。此即俗语活学活用也。对于古人的学说，前贤之观点，要深入研究，使古为今用。读书万不可死在句下，泥古不化，看病要活泼用药，不可固守一方一药，故步自封。精于辨证，明于用药之人方可为“明医”也。

37. 行医者要养成读书的习惯，挤时间读书以广知识，做到读书启人心思，临证不忘总结，做到边读书、边实践、勤总结。俗语有：“好记性不如烂笔头。”读书时凡有独到见解处、名言名句、启人心思者，都要摘记在册，留备参考。正如徐特立同志所言：“不动笔墨不读书。”

名家论

1. 清代顾仪卿在著作《医中一得》中谈到继承和创新的关系，他说：“凡读古人书，应先胸中有识见，引申触类，融会贯通，当悟于书之外，勿泥于书之中，方为善意读书人。”一个医生行医主要靠两方面，一为德，二为技，德靠才来发挥，才靠德来统帅，二者兼备即为良医。医司人命，故为医者必具良好的职业道德和品质修养。故晋代杨康《物理论》中有“夫医者，非仁爱之士不可托也，非聪明理达不可任也，非廉洁淳良不可信也”之论。

2. 唐山刘沛然老中医善读书，常于无字处下功夫，而常有所悟。如其读《卫生宝鉴》，在炙甘草汤条下有“止呃逆不绝”之语，甚感奇特，临证治疗14例重症呃逆其效桴鼓。读《证治准绳》，书中载“渗饮”治疗皮肤风疹瘙痒，方中之雷丸用法奇妙，西医认为瘙痒是变态反应病，雷丸是驱虫药，蛔虫病易致变态反应，于是把雷丸试用于变态反应病中收奇效。并由雷丸悟出根菌类药如土茯苓、茯苓均可治疗变态反应病，经治疗过敏性哮喘、荨麻疹等均获佳效。这些经验皆出于书外，乃善悟之结果也。

3. 清代费伯雄在言及医者学习各家学说时，要“用其长而化其偏，斯为得之”。他告诫后学说：“吾愿世之学者，于各家之异处，以求其同处，则辨证施治，悉化成心，要归一是矣。”

4. 近代中医学老前辈岳美中先生崇尚张仲景和李东垣，喜读二者的著作，凡与二者有关医著从源到流都系统学习和研究过，并在实践中验证。先生认为学习中医从《伤寒论》和《金匮要略》入手为好，且察证候不言医理，出方剂不言药性，以客观立论，投药石以祛疾。其质朴之实验学术，是逼近科学之堂奥，真是祛疾之利器。熟读经典多临床，一定会提高疗效，增加行医信心。

5. 清代吴鞠通曾谓："学者务须深究古法，循其规矩，而后见病知源，得心应手。盖古人立方之意，即是规矩所在……"孟子云："大匠使人规矩，不能使人巧。"予谓学医必先读书而复临证，没有规矩不成方圆也。

6. 笔者观点，临证必多读书，方可心中有底数，知识广博，临证可知遣方之变通，故疗效明显；若只临证少读书，则会固守一方，少有变通，疗效差矣。

7. 唐代孙思邈在谈到中医的治学方法时说："学者博极医源，精勤不倦，不得道听途说，而言医道已了。"

8. 读书贵在明理。司马相如《上谏猎书》说："明者，远见于未萌。"清代陈士铎在《洞天奥旨》中说："医不穷理，不可谈医。"

9. 清代医家叶天士融古今各家学说精华于一炉，博采众长又别出心裁，开一时之风气，《临证指南医案》细细品读常有茅塞顿开之感，叶天士处方用药多在六味以内，方简义精，法度井然。至于方药化裁，药随证转，精思巧构，每于平淡之处显神奇，静心读叶氏医案大有益处。

10. 多读古代医籍，可细心体察古代先贤辨证之纲纪，治法之要妙，方药之分量，细细揣悟藏于胸中，临证则思维敏捷，灵感出现，遣方用药则效验矣。

熟读经典

1. 中医临床医生欲当明白大夫，就必须下苦功学好四部经典，在临床疗效上下功夫。因为疗效才是硬道理，对经方要会用、善用、活学活用。实践已证明经方是中医疗效的源头。

2. 学习中医经典，传承中医学术，就要始终不离开临床，只有在实践中感悟到的东西才可靠，才能真正指导自己的临床工作。

3. 学习中医经典不应泥古不化，应在实践中检验、验证、感悟，用掌握的理论去指导临床实践，在实践中开拓进取、发展中医，做好继承和创新。

4. 业医者需博览群书，作为一名中医工作者，要热爱自己的专业，不但要深研中医经典著作，还要博览古今医著、临床医案，这样既可开阔视野、启迪思路，又能增加阅历、提高临床治疗水平；多读书、多临证、勤总结，方可不断进取。

5. 经典必须精读，务必烂熟于胸中，此所谓“读书千遍，其义自见”。一般书籍，“观其大略”即可，但求会意则有收获。陶渊明说过“不求甚解”原意是指读书不必钻牛角尖，未明白之处暂可放过，随着阅历的丰富，若回头再读，自会另有一番体会。有的书需置案头精读细研，受益终生；有的书不必细研，浏览即可；有的书不解其内容，待查阅资料时，知道资料在何处即可受用；还有的书籍尚备研究资料之用也。总之，开卷必有益也，读书以开启心智、帮助思考、开阔视野为目的。

6. 清代名医陈修园说过：“读金匮书，读其正面，必须想到反面，以及对面、旁面。”这就告诉人们，就《金匮要略》医理而言，也要活读活解，必须领会其圆机活法而不要拘泥于某方某药，应该细细感悟经典原旨，触类旁通，举一反三，只有这样，才算你读懂了仲景书。

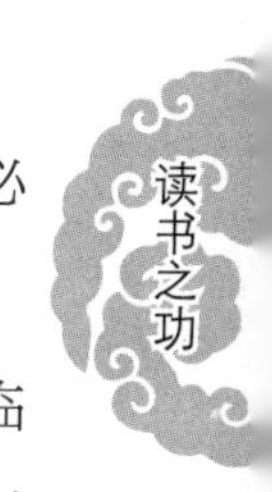

7. 湖南中医药大学熊继柏教授告诫学生说：“经典著作必烂熟于胸中，临证才能得心应手、左右逢源。”

8. 学好中医就要从读经典入手，真正把经典理论应用于临床中，这才是中医保持发扬光大的坚实基础。临床实践如果脱离中医经典，就达不到相应的深度和广度，有理论根底的临床实践是自觉的临床实践，无理论指导的临床实践是盲目的摸索，有的干一辈子中医也是一知半解。

9. 一位中医前辈告诫学生说：“读经典，一时不懂不要紧，要记住它，要像牛吃草一样，先吃下去，再慢慢消化。”有志于中医事业的同道应记住这句话，将会使我们受益终生。

10. 年轻中医的成长，要集中精力研究和专注古代医学经典，专注于临床实践，专注于掌握中医的诊疗技术，这样潜学实践才能成才。

11. 对中医经典的理解，待有了临床实践经验实力后方能顿悟，正如俗话所云：“越是好东西，得之越不易，当你真正亲身感受经典之魅力时，你才会真正相信它，才算读懂了经典。”

12. 中医经典给予人们的是一种“大道从简”的思维方式，运用经典指导临床可以使我们在复杂的病证面前有清晰的思路，中医前辈们常说，没有理论指导的实践是盲目的摸索，经典著作中的每一句话，只要在实践中悟透，够人受用一辈子。

13. 很多中医前辈对当下中医的生存状况甚为担忧，呼吁中医人自重、自省、自爱，他们说学好中医必须学好中医的四大经典，学好中医历代名著，用原汁原味的中医理论挖掘医药宝库中闪光的东西。

14. 读书临证若要有成就，就要学宗仲景旁及诸家，这样既可悟经方之原旨，又可集时方之长，对各家学说要细细玩味。

15. 浙江中医药大学何任教授认为，中医学术核心在于古代的经典；中医临床关键在于医生的权变。笔者认为多读书，多临证，师古而不泥古，读书而不唯书，结合临床实际，在实践中验证理论，在实践中创新理论，并把创新后的理论指导实践，实践、实践、再实践，这样才能对中医理论有更深的了解和认识，只有学用结合，勤于实践，才能“博涉知病，多诊识脉，屡用达药”。

16. 研读古典医籍，学习前人经验，信古人而不可拘泥于古人，结合临床实践一定要有自己的见解，不可死搬硬套，按图索骥，读书以启人心思为妙也。

17. 在阅读中医的古籍时，一定要带着临床遇到的问题去学，做到学以致用、活学活用，一个人再博闻识广，他的知识也是有限的，对于我们不知道或一知半解或限于知识面一时不理解的东西，可遵古人所说去做，即“存而不论”“论而不议”“议而不辩”。

18. 张仲景有两句话，叫作“勤求古训，博采众方”“平脉辨证”。多读书，多实践，继承前人经验。读医书而不行医者多矣，而未有医者不读书也。吸收别人的经验，把间接经验逐步变成自己的直接经验，学好中医还是需要遵循仲景这两句话。

19. 要立志做一位有成就的临床医生，就要钻研四部经典《黄帝内经》《神农本草经》《伤寒杂病论》《温病条辨》，掌握中医基本理论，勤于实践，不断丰富自己的临床知识。要精于临床、善于思考、勤于总结，方可有所心悟。

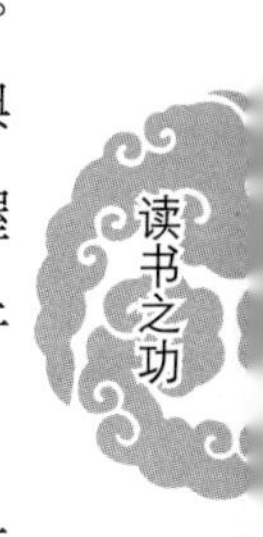

20. 读经典著作态度一定要虔诚，绝不可半信半疑，更不能用否定和批判的态度去读，正确的态度是进入古人的思维，用古人的思维方式，用传统文化的各种精华论述相互参照，只有这样你读书才有收效，才能启人心思，才能豁然开朗，读不懂不要紧，不要以我们目前肤浅的观点去否认古人的理念，而是结合实践去钻研，疑问可能会在自己的不断笃行中自然化解。这样读书，常收事半功倍之佳效。

21. 学好中医经典著作，就能运用独成一家的中医学术规范，成功地应对临床一切复杂局面和复杂病情变化，取得良好的疗效。中医的理论、技术、经验已经发展和反复验证了数千年，它确实是一个“伟大”的宝库。

22. 读中医经典是学中医必不可少的过程，是中医人成才的基本功，也是中医传承刻不容缓的任务，只有走好这一步，才能为后面的学习、临床打好基础。读经典要尽量多地读原著，从中体悟古人的智慧，了解最真实、最纯粹的第一手信息。专心地读，认真地悟，结合临床实际进一步领悟方有益。

23. 欲做一名传统中医，需具备纯正的中医辨证思维，中医思维的源头为《黄帝内经》，中医临证思维之典范为《伤寒杂病论》。专心研读中医经典，对培养中医思维很重要，不读经典医理难通，不临证实践医术难精。只有读经典、做临床、细参悟、常总结，方能成为名医。

24. 对于经典著作的学习，对不懂的问题不要急于搞明白，这样耽误临床，可在临床实践中理解，并在积累感性知识的基础上慢慢搞懂弄明白，这样就不是“纸上谈兵”了。中医理论来源于实践，高于实践，其理解和掌握还在实践，带着问题读书可以掌握精髓，确是中医登堂入室之必由之路。理论与实践结合，在实践中验证和检验理论，在传承中不断感悟，不断创新方可进步。

25. 读经典不光要在原文上下功夫，在吃透原文的基础上密切结合临床实践，才能渐渐理解原文，只有熟谙经方方证，临床疗效方可卓著。

26. 为医者需勤于临床实践，深入钻研典籍，精于临床思维，在实践中寻求真知，久之必有所得，其所得乃实践之理论升华，绝非“纸上谈兵”。

27. 中医药典籍，上自先秦，下至清代，历时两千多年。

历代医家在著作中留下许多宝贵的经验，中医药典籍是一个伟大而丰富的宝库，是中华民族宝贵的财富。作为中医工作者要重视古籍的研读，从中挖掘诊病经验，丰富自己的阅历。博古方能通今，继承才能发展。为攻克医学上的难题，应从多读中医典籍始，多读书、多临证、多总结，方能有得。

28. 治内伤杂病应多读李东垣、叶天士、张景岳之书，治综合征应读《千金方》《外台秘要》，治妇科应读《傅青主女科》《济阳纲目》。读古人书应师其法而不拘泥其方；变化在我，贵在讲究疗效，无疗效一切无从谈起；只有边读书，边临证方能有得。

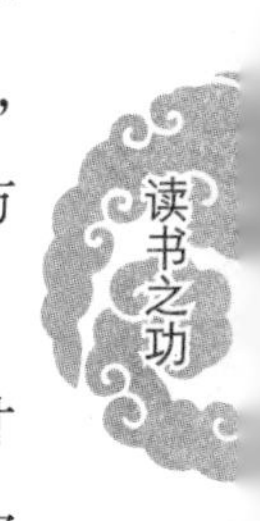

29. 对经典著作只有多读多思，向纵深探索和阐释挖掘才能学而有得，才能解决更多的难题。只有将古人源于临床的宝贵经验回归临床，才能进而创立更多的新法新方攻克诸多顽症痼疾。

30. 学好中医学除坚持经典的阅读、背诵、理解、实践外，还应结合临床有选择性地学习一些现代中医著作，名老中医数十年之临床经验易懂易学，学而能用，用之有效，这样才能提高学习之兴趣。初学者要由易渐难，由约渐博。临证之初，重点温习在大学时所学课程，继而把古书今作结合阅读。苦读三五载必有长进，可极大地开阔自己的眼界和思路，读到妙处常有豁然开朗之顿悟，心中时有难以表述之喜悦，临证常有得心应手之治法，总结实践经验常有神助之流畅，尽尝经典之美味矣。

31. 学中医经典著作不可拘泥于书本，更多地需要在实践中去“感悟”，通过感悟而求得真谛。跟师学习重在临证感悟，重在搜集临证一方一药之只言片语，这对指导临床有重要意义。正如清代医家陈修园所谓：“读仲景书，当于无字处求字，无方处求方，才可谓之能读。”

32. 抓紧以四部经典为主要内容的研修，强化经典理论指导下的临床实践，注重临床病例的总结，在实践中验证理论，在实践中活学活用，在实践中创新中医理论，提高中医技术水平。这就是我们常说的多读书、多临证、多总结、多继承。

33. 中医药典籍浩瀚，在博览时一定要静心读之，边读边思考，不可盲目相信，也不可一味否定，要通过思考，去伪存精，择善而学之，然后放在临床实践中去验证、去发扬、去创新。

34. 读经典不可浅读，而要静心慢慢地读，这就是说要深读。所谓深读，就是不仅读经典著作的文字，还要深入文字后面的思想方法、思维方式中去，找出特点和规律，找出我们创新思维的“凭借”来，这样天长日久才会有所悟、有所得。读经典不可浅读、快读，蜻蜓点水、浅尝辄止非常有害，它可能贻误我们的读书人生，读不懂处常常会使人误读，对此要有清醒的认识。

35. 读圣贤书是为了从中领悟一种智慧、学习一种思维，而不是看故事、为了兴趣读经典。中医文化、中医经典深深扎根于传统文化之中，“不通易，难明医”！

36. 作为一名医务工作者，应把读书放在重要位置上，要挤时间多读书，特别是经典著作要常读精读，只有读好经典并在实践中领悟，才能在实践中得心应手。正如俗话所谓：“蜂采百花酿成蜜，书读百卷事理清。”一个人的智慧是有限的，只有集众人智慧，集众人之长才能充实自己，学以致用。

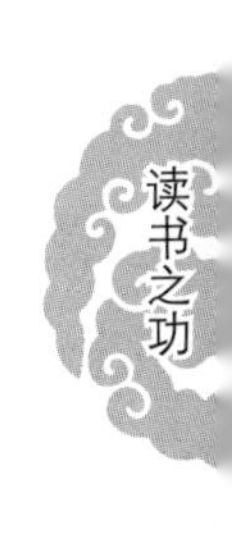

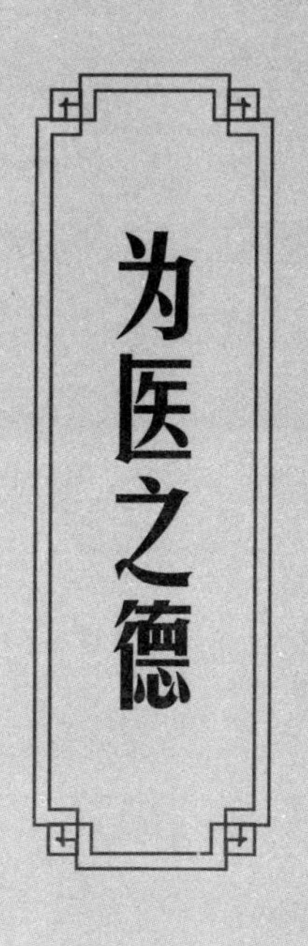

为医之德

做中医人

1. 中医传统行为准则："大医精诚，本立道生，德业双修，精诚专一，淡泊名利。"

2. 中医有深厚的人文传统和人文精神，"医乃仁术"便是这种精神的高度概括。仁者爱人，人道主义的爱心和济世精神是仁的核心。在祖国的医学中，"仁"是通过丰富的临床经验和精湛的医疗技术，即"术"来具体体现的。在中医看来真正的大医应当是"仁"与"术"的结合，是人文精神和科学精神的统一。

3. 当中医难，做个好中医更难，受到病人信赖难上加难，因医者遣方治病可决病家之生死，定病家之安危。诚如清代赵学敏所言："盖医学通乎性命，知医则知立命。"故言"无恒德者不可为医，无耐心者不可为医，无慈悲胸怀者也不可为医。"中医为博大精深之学，非一门一派、一经一典所能涵盖；勤读书，多临证，善思考，常总结，用心感悟方可有得也。

4. 接待病人热情的态度、恰当的解释是疗效的第一步，和谐融洽的医患交流氛围是取得疗效的重要条件，缺乏医患沟通、医患相互不信任影响治疗效果。

5. 历代名医从医的原因与百姓的疾苦、社会的需求紧密相连，他们或拜师求友，或闭门苦读，或勤于实践，均发奋而为之也，这是他们学医的动力，“济世救人”之志驱使他们为之奋斗一生。

6. 河南洛阳正骨医院名老中医闻善乐先生行医几十年的感受:“对医务人员来说，我们在精神享受方面是非常富有的，当你高尚的医德医风获得病人的爱戴和信任时，当垂危的病人在你的努力下转危为安时，当科研成果被社会承认或论著发表时等。医生要惜时如金，干一行爱一行，勤于临床，在临床工作中取得第一手资料与实践经验，才能升华为理论。”闻老认为，“医生医疗技术的提高来源于患者，从患者身上获得诊断经验和治疗技术，每一份病例都是一份具体而现成的临床资料与生动的教材。”他认为，“科学就是整理知识，发现规律，得出结论。知识的根是苦的，但结出的果是甜的”。

7. 真正的财富是健康的身体，真正的技术是一门手艺，真正的医生是只认当归、白芍而不认钱的人，为了挚爱的中医学还不会丢弃功名利禄吗?

8. 作为一名中医，要像古代医家那样，对待同道抱着谦和谨慎的态度；对待病人要做到一视同仁，对待读书则要印之在心、慧之于目。

9. 作为一名医生，珍惜自己的时间和善待自己的生命，是为了更好地为每一位病人提供服务。只有这样，才能每天精神饱满地投入工作，对挽救病人的生命充满自信，生命就永远充满活力。

10. 一位学者曾说过，政治家应该有点学术头脑，学者也应该有点政治智慧，应该懂点政治力学。所谓政治力学，就是各种社会和政治利益的平衡。笔者觉得这句话讲得很到位，寓意很深，做医生不能搞单纯学术，要有政治修养，才能在工作中驾轻就熟、从容面对，才能在纷繁的知识分子圈中有所作为。

11. 欲得成就，要做到终身三多三寡：多读书、多积德、多吃亏；寡意气、寡言语、寡嗜好。

12. 功夫是什么？长期苦心修炼，潜心向学，只有将天赋、学识、技艺三者综合才能成就功夫。

13.《大唐大慈恩寺——三藏法师传》中有一句话："言无名利，行绝虚浮。"对于修学中医，值得我们认真体悟参学。

14. 书法家龚望先生说："凡错事不可做，应咬定牙关，站稳脚跟，挺起脊梁，人格如能完善，气质自然改变。""要去掉社会气，保持个性之纯真，升华人品要多读书，有了书底儿，人之气质自有变化……""佛学不是迷信，可以开启智慧。"

15. 做人要乐观、豁达、谦让、宽容，遇事冷静，不钻牛角尖，不生无名火。

16. 谁愿做一名中医工作者，谁就要做好甘于寂寞、甘于清贫的准备。作为一名中医工作者，对自己的中医事业要有自信，要坚信中医的价值。自信是建立在临床疗效基础上的，勤奋工作，不断丰富临床实践，临证经验有一个积累的过程，切忌有"一口吃个胖子"的想法，得有十年磨一剑的韧劲。

17. 医学是"人学"，必须把病人作为整体来治疗，体会做病人的感觉，这对履行医职是非常重要的精神启示！它提醒我们，一名优秀的医生永远不能绕过病人的痛苦而直接楔入其躯体。医生必须在对方的感觉里找到自己的感觉，在对方的生命里照见自己的生命，在对方的痛苦里认出自己的那份痛苦，然后才能以最决绝、最彻底、最刻不容缓的方式去祛除这份痛苦，感同身受地去呵护与体恤对方。

18. 医生只有淡泊名利，勤于临床，不与人争名利，不在人前人后评论同行，见贤思齐，时常怀有感恩之心对待工作、对待同行、对待病人，才算真正的中医人和中医传承者。

19. 欲做一位让人尊重的好中医，一定要去掉急功近利之浮躁心，精细修炼平常之心，放下身段去做自己喜欢的那份中医临床工作。不论遇到任何困难都不放弃自己的事业。

20. 作为一名临床医生，我相信缘分，我常说找我看病的人与我都是有缘的，尽管找我看病的人很多，挂号也不容易，但我低调做事，不愿意宣传。我相信医生和患者之间是有缘分的，医患之间是需要互信和磨合的，因为对某些慢性病来说治疗过程相当漫长，患者如果没有毅力、勇气和耐心，没有医患之间的相互信赖，没有患者对中医的信仰，可以想象出这种长期的配合是相当不易的。

21. 医书《妙文集》认为医生的“四德”是：正确的知识，广博的经验，敏锐的直觉，对患者的同情。我们现代强调中医人要读经典，就是让我们注重经典的研究阅读，讲究的是对先贤医书临证思维的反复琢磨和感悟，是对“正确知识”的追求和探索，“熟读王叔和，不如临证多”就是这个意思。“做临床”强调的不仅仅是“广博的经验”，也提示我们在临床实践中增加对疾病的认知和分析判断力，培养“敏锐的知觉”，也就是我们常说的“直觉”或“第六感觉”。作为医生要有仁爱之心，真心诚意为每一位患者服务，要把对患者的同情放在重要位置，要带着感情做好中医工作，做到既治病又治人。

22. 当下随着市场经济的发展，医疗技术和医疗环境发生了根本的转变，可以说实现了现代化，但在医疗行业里仁心医德都沦陷了，这种现象令人担忧，心里装着病人，千方百计突出中医简便验廉优势的医生少了，百姓的健康何处去寄托？作为一名中医人，在这种大环境下，一定要守住为病人提供仁心仁术的底线。洁身自好，廉洁从医，做一名能让百姓托付生命的人，一定要相信多发善心，善有善报的道理。

23. 作为一名自愿一生为中医事业奋斗的中医人，一定要有“济世之德”，要怀“大爱之心”，要引“助人为善”。只有沿着这条“医者之道”走下去才能有所作为，才能受到患者发自内心的赞叹与称颂。

24. 为医者一定要做到：与人为善，视患者如亲人，千方百计为患者着想；以人为本，即时时从患者利益出发，诊病遣方不让患者花不该花的钱；济世利人，即医者要有广济天下的志向，一切为了患者，一切服务于患者；慈悲为怀，所谓慈即是希望患者接触医者有愉悦感，见面即有放下包袱之感觉，药未进心已大悦，病去半矣，帮助患者解除不愉悦因素；悲即是医生希望患者未病先防，既病防变，希望没有疾病，能够运用所学技术尽心尽力帮助患者解除痛苦，或施以药草宽其心、通其脉、进汤食，使轻者病去、重者病减。此四条若能诚心实践则为苍生之大医也，我辈当时时自勉。

25. 作为一名中医大夫，在学术上要甘于寂寞，但一定不能甘于平庸，要在继承前人经验的基础上有所发明、有所创新、有所发扬，这样才能为中医事业做出贡献。

26. 怎样才算中医人？既有扎实的理论功底，又有过硬的本事，对中医事业充满信心，并且有能力运用中医的方法治好疾病才算中医人。

27. 一个有能看好病的真本事、有多年奋斗形成患者群的中医人，老百姓不会看他是否有高学历、高职称，他的临床疗效、群众的口碑胜过广告。只有以看好病人为中心，一心务实，自觉忍耐寂寞和清贫，坚持奋斗才有自己的出头之日，中医临床水平的不断提高靠中医人的人格和卓越的疗效，如此才能得到社会的承认、赢得自己的尊严，才能在中医界真正有自己的话语权。

28. 作为中医人，应该明白要原汁原味地继承中医，在继承中求发展。只有做到真正意义上的继承，并把中医经典理论用于临床实践中，从经典理论与临床实践的结合中去领悟、去理解、去认识、去充实，在实践中验证，在实践中发展中医，才是中医生存和发展的正确道路。中医理论是中医赖以生存发展的根基，我们用不着别人的认同，我们只要原汁原味的继承，通过扎扎实实的临床，我们就能创造中医的“一片天”。

29. 为医者要严谨认真、视患如亲，遣方用药要精细灵巧，疗效为准。为人要宽厚仁慈，表里如一，对生活顺天知命，平淡最好。对技术精益求精，活到老，学到老，要视天下之人为师也。

30. 我国古代著名医家李时珍说：“医者，当以慈悲为怀，以德为天，然后以其技。”古希腊医学创始人希波克拉底也这样说：“我的唯一目的，一切为病人谋利益。”尽管古今中外，历代杏林贤者区域不同，民族各异，但他们都怀着无疆大爱，始终把自己的人生坐标构建在为患者真诚奉献的基础之上。

31. 作为一名医生，要关爱每一位病人，善待每一位病人。关爱善待每一位病人就是善待关爱我们自己、我们的亲人，只有将这种理念付诸自己的行动，我们才能做好中医工作。

32. 作为一名中医，既要勤求古训又要融会新知，与时俱进，在实践中增长才干，永远不要脱离医学理论与临床实践的统一，这样就会一步一个脚印地走出一条实践出真知的路子来，只有把传统的宏观辨证和微观的辨病有机结合起来，才能在临床上有所作为，为更多的大众服务。

33. 作为一名中医，只会看病不算一名合格医生，应该成为一个有文化需求、心理需求、发展需求的人，熟悉和了解传统文化，善于运用传统文化与病人进行沟通，有用浅显之言语解释复杂问题的能力，还要有独立处理好人与自然、人与社会、人与人、人与自己关系的实际技能。做到“四心”，敬畏自然之心，感恩社会之心，对弱者恻隐之心，对自己羞耻之心，知耻而后勇。

34. 作为一名中医工作者要以先贤为榜样，孜孜不倦地探索，在实践中不断丰富临床经验，虚怀若谷，不耻下问。同时要做到临证时，不论患者贵贱贫富，视其如亲人，认真地把脉询问，察言观色，不可应付差事，遇症不可胆怯。在实践中求索，在求索中积累经验，坚持数十年方可言有得。

35. 一个人在取得荣誉和成绩时，一定要做到冷静地对待荣誉，理智地看待成绩，这样才能有所成就，并在事业上取得成功。

36. 做事先做人，万事德为先，医者尤重之。“医乃仁术”为中医行医准则。唐代医学家孙思邈要求行医者必须做到“精诚”。古今医家收徒授业，首先看重的是人品。白求恩精神的核心就是对技术精益求精，对患者负责任。现代医学大家林巧稚、华益慰都是德艺双馨、为民众所拥戴之人。华益慰医生是“值得患者托付生命的人”，为医者楷模，激励我们做好本职工作，切记良好的品德修养是医术高超的前提和必要条件。

37. 初入医道者，一定要告诫自己不要贪名，不要图利，生活要俭朴，开始生存能糊口即知足，待学业日精，病人渐多时温饱则不愁，只要为病人服务好，生活会慢慢好起来。记住一条，多实践，多读书，多临证，多总结，就能在学业上有进步，在事业上有发展，在生活上无忧愁。

38. 医者要以行善为乐，善良为修身之根本，善良是心理养生之营养素。心存善意，常思善念，常做善事的人，会始终保持泰然自若的心理状态，处于这种心理状态的人往往血液的流量和神经细胞的兴奋处于最佳状态，也有较好的免疫力和抗病能力，从而可拥有健康，能够长寿。

39. 医者，健康所系，生命相托之职也。大医者，大德也。中医为仁术。医者需时时替患者着想，要时时想到患者永远是自己的衣食父母，我们知识的获得、医疗水平的提高都离不开患者。医者应怀着感恩的心善待每一位病人，在服务态度上要耐心热情，在技术上精益求精，要学会换位思考，真心诚意做好本职工作。

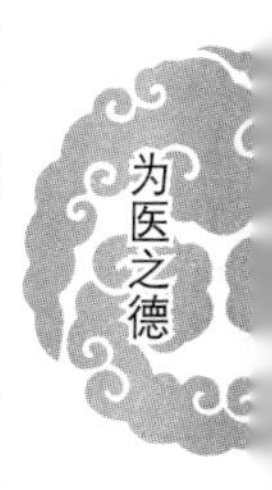

40. 作为一名医生，就应该使自己的心跳和患者的脉搏共起伏。你的名字永远和中医事业连在一起，你的生命属于人民的中医事业，属于信赖你、支持你、理解你，把贵如千金的生命托付给你的千百民众。

41. 作为一名中医工作者，就要把中医事业看作自己生命的一部分来实践、来经营。实践是我们最好的老师。重视并善于学习应成为我们的习惯，既要向书本学习，注意读经典；更要向实践学习，把学到的知识应用到实践中去。从实践中获得真知、获得智慧，这样方可增长才干、提升技术层次和境界、胜任并做好中医工作，并在实践中成为同行中的佼佼者，成为行道中之“名医”。

42. 患者信赖的医生成“名”的三条途径，一是精良医术树口碑，二是热情服务赢得“回头客”，三是医德高尚增信任。

热情服务留印象，精湛技艺解病痛，医德形象筑人格。

43. 我们现在常称历史上某某人为儒医云云，旧称攻读研习儒学的儒生转而研究医学行医者称为儒医。俗语有“秀才学医，笼子里抓鸡”之谓，实质是讲学医之人必须具备扎实的文化知识。

44. 纵观中医发展史，不难发现历代名医，没有一个不是有较高文化素养，并长于著述的儒医。扎实的文学功底和广博的哲学、文化、历史、天文、地理、博物、气象、历法、心理等医学外其他学科知识，丰富完善了医学理论和实践，进一步促进了中医学发展。

45. 作为一名医生，一定要有职业责任，要富有同情心，要运用自己的技术为病人解除病痛，要用人格魅力帮助患者建立抗病的信心，在病人需要时用热心去温暖病人，并与病人保持必要的沟通和交流，相互信任，相互理解，共同战胜病患，这就是古人所说的“医患相得”，病人的康复和健康是医生最快乐的事情。

46. 作为一名中医工作者要潜心做事、做学问，少说话。做学问不能投机取巧，专找捷径，这条路是走不通的。做学问来不得半点虚伪和骄傲，必须脚踏实地，必须诚实，必须谦逊，这样才能取得事业上的成功。

47. 一个医生只要把自己的聪明才智、专业技术和临床技能看作是人民的财富，就能真心实意地为人民服务，把党和人民的培养永远记在心上，把技术还给人民、服务于人民。这不是一句唱高调的话，只要有了这种理念，你就会克服一切困难，坚持下来，守清贫，耐寂寞，不断修炼，必成中医之正果。

48. 医生的工作岗位平凡，责任重大，人命关天，万万不可粗心大意。《人民日报》载文称："医生的一句话，一张处方，一次手术，都关系着患者的健康和生命，其背后连着无数家庭的幸福以及社会的祥和。"

49. 有德有才者，必在事上有成，为医者首先学做人，只有先做人，才能在世上有所作为，才能做好自己应做的事情。

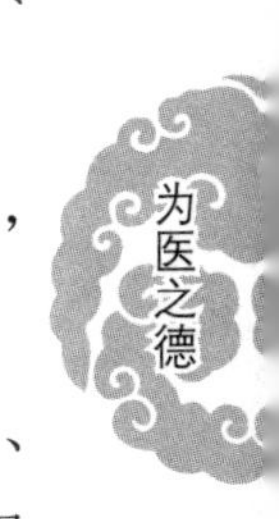

50. 医生为病人诊疗疾病，任何时候都不能分远近亲疏，应一视同仁予以认真诊治。

51. 中华传统美德中有"仁爱""节俭"之说，中医的"简、便、廉、验"特色，就是以"节制"求"中和"，这是中医思想中应有之义。中医之特色就是以人为本，诊断简单；治疗用药方便，治疗有效；治疗费用廉价。

52. 黄煌教授认为，一个医生应该追求实实在在的疗效，为病人服务。为医者应当与时俱进并择善而从。

53. 作为一名中医人，一生之中最大的快乐莫过于看到自己诊治过的病人服药后病除，那种病痛后的笑脸及病愈后的真诚感激，令人欣慰和幸福。病人康复后的口口相传胜过医疗广告，患者的口碑胜过金碑、银碑。医生分享患者病愈后的喜悦和幸福，这是无比幸福的一件事。

54. 医道虽平凡，但医者受人尊敬。为医之人，要平等看待就诊之人，凭医技生存，不可势利而厚此薄彼，来者均为患者。医者只为病人尽心、尽力、尽责就行了，心静如水，面带笑容，慈悲为怀，遣方用药，只图为患者除疾疗伤，不图患者钱物及感激话语。天长日久，真心为患，天地可鉴，此人方算做医中“真医”也。

55. 医生行医要做到三不准：一不准看钱诊病，贫富应一视同仁；二不准欺骗病人，要做到真心服务，实事求是；三不准对不理解医生或粗暴相向者嫉恨，不论遇到什么不悦都需仁心相待。只要做到这三不准，医患关系就好了，就会和谐融洽。

56. 作为一名中医人尽心尽力为患者服务是自己的责任，因为患者能把贵如千金的性命托付于自己，患者的信任就是工作的动力，医生一定要以感恩的心态来治病救人，只有这样才能做好工作。

57. 欲做中医人，必备三条：扎实的理论功底，熟读中医经典；长期不脱离临床，有丰富的临床阅历和经验；聪明好学有悟性，有敏捷之思维。除此三条最重要的是有济世救人之胸怀，有志振兴中医之思想基础，有终生学习之信念。作为一名医生不仅医技精良，还要有人文修养，在与人交往或诊病时要言谈得当，出言谨慎，对同行可褒不可贬，尊重别人也是在保护自己，行为谦和，言语温暖，不可傲慢和目中无人，对同行之无意伤害一笑了之。

医德

1. 良好的医患关系是取得临床疗效的重要环节，疗效的好坏取决于患者对医生的信任度。兵法上说："攻心为上。"取得病人充分信任，使病人心情愉快地接受治疗，这是治疗的第一步。临证施治应特别注意病人的心理状态。

2. 医者，意也。医者无义，何谈医德？名医之所以成为名医，除了具备高超的医术外，更重要的是要有一种职业道义感和社会责任感。

3. 恪守医德，传承创新，中医人要弘扬"医乃仁术""大医精诚"的中医药文化价值观。中医不仅仅是治病救人之医术，而且还是活人济世之医道。医者一定要尊重生命，善待患者，精勤仁术，恪守医道，传承创新。

4. "大医精诚"是唐代名医孙思邈提出的，医术精湛、医德高尚者方可称为"大医"。孙思邈认为大医治病，首先必当安神定志，无欲无求，一心赴救，如此可以为苍生大医。我们作为医者，不变的信条和必备的行为准则应为：淡泊名利，清廉诚信。

5. 国医大师陆广莘先生认为"中医是研究生命健康的科学，其治疗方式更偏重于激发人体的自愈能力。""中医的医德是最重要的，只想着挣大钱就不要学中医。”陆广莘先生认为，中医学研究的对象是人的生命而不是疾病，只有尊重生命，理解生命才能发展，而高尚的医德医品也是中医学核心思想之一，所以德行的修养也是中医学传承的重要内容。

6. 医德高尚者，则忧病人之忧，急病人之急，勤于学习揣摩，善于把握治病要领，自然医术高明，医术医德精诚者，人间大医也。

7. 先贤云：清廉自守不取于人，谓之富；艰难困苦不屈于人，谓之贵。此富贵乃真富贵也。

8. 作为中医人，要善于运用中医理论调治和疏导病人的心理疾病，做到调摄心神，善于疏导，做好这项工作需要医生拥有丰富的专业知识和人生阅历，熟谙世事，洞悉人性，从而凭借敏锐的眼光，在同情患者的同时能不失时机地驾驭患者心理，给予患者适宜的引导和鼓励，有的放失地指出其“心病”所在。

9. 作为一名中医人要知恩。抚今追昔，今天自己能在中医岗位取得一席之地，并在临床上有所作为，固然与很多难得的机遇有关，同时也与自己勤奋不懈的努力分不开，但中医前辈的指导和提携无疑也是重要一步，没有这关键一步，现在可能还在苦苦求索。

10. 作为一名医生，我们为患者所能做到的，还是如前贤们奉行的那句格言：“有时去治愈，常常去帮助，总是去安慰。”人类对生命的探索才短短几百年，对疾病的认识也只有几千年，而生命在地球上的进化已有几十亿年的历史。疾病是生命活动和生命过程中的一种特殊形式，医生和患者所了解的只是冰山一角。医生的责任不光是治已得之病，还要帮助患者预防疾病，即“治未病”。医患之间应是一个命运共同体，应相互理解和尊重，医生可以为病人提供有益的知识，使其消除不必要的恐惧，减轻无谓的烦恼。作为医生，要遵循前贤格言，做好自己的本职工作。医者要奉行大医精诚精神，要视病患如亲人，尊重每一位就诊者，做到用自己的技术去救治有病之人，帮助无助之人，尽量去安慰烦恼之人，让患者身心同治。通过医生的努力，患者和家属都感到满意，并理解医生的工作，如此使医患关系和谐。

11. 欲成“明中医”，学好传统文化是先决条件。中国传统文化是中医之根，中医之存在离不开传统文化的精气神。若中医附庸于西医，中医就消亡了。

12. 作为中医人，要重视传统文化的学习和传承。加强人文素质的修养，忽视传统文化便忽视了自我，关注传统文化便是关注了民族和国家的命脉。源远流长、博大精深的中华传统文化是中医文化的根，它是复兴中医文化的精神力量。学好中医学也就找到了打开传统文化宝库的钥匙。

13. 历代儒医的显著特征有如下几方面：儒医们遵循“医乃仁术”古训，谨记儒家仁义思想，十分重视医德，把医术作为尽忠尽孝、济世救人的手段，而不太计较报酬之多寡，主张富人花钱、穷人吃药，对贫病者往往送医送药。有生活来源的儒医，为人治病只是作为好义行善之举，儒医们有“不为良相，便为良医”的优良传统。

14. 欲学好中医必先明晓做人的道理，然后方能持之以恒，学好中医学术，做一名中医人。立德修业为医者终生之准则。

15. 临证之际，需结合病症参照已掌握之经验，创制新法务求实效，有新意才能出奇制胜，同时要仁爱厚道、视病人如亲人。

16. 作为一名医生，对每一位患者除药物治疗外，人文关怀和心理疏导不可少。现在的医生往往注重疾病的治疗，见病治病，治病不治人，故疗效不理想，医患关系不和谐。

17. 一个医生天天接触患者，要做有心人，通过大量个案积累，从中总结遣方用药的规律，任何时候都一定要有不停地奋斗、不懈地追求这样一种精神。只有这样，学业才会渐丰，经验才会丰富。心灵常净化，经验常积累，先立德后做人、做学问，坚持这样做医术就提高了、人格就高尚了。

18. 医生和患者要各安其位，扮演好自己的角色，医生对患者要仁慈，患者对医生要信任。果能如此，则医患关系和谐，两者都快乐受益；不能如此，则医患不和谐，两败俱伤。

19. 医生治病救人保卫患者健康，减轻病人痛苦是本分，因为医者因患者而存在，只有在为患者服务的过程中，才能实现自身的价值。

20. 尊生惜命的思想对中医学的行医之道有一定影响，治病讲仁慈、尽善心。对损伤身体的生物医学技术、检查手段取慎重态度；对各种损伤身体的手术慎之又慎。治病救人、治病利人、敬畏生命为医者所遵循，此乃“仁术、仁心”也。尊重生命，帮助患者祛病强身，诚信服务，和谐平衡，为医生追求之目标。正如中医所谓：“阴平阳秘，精神乃治。”

21. 唐代孙思邈在谈到医生服务态度时曾说过，为医者，必须认真学习，从而使自己的医学知识日益丰富，医疗技术不断提高。对待病人都应该像对待自己的亲人一样，不论在什么情况下，都应在一切为了病人的思想指导下竭力救治，而不考虑个人得失，只有这样才是百姓所热爱的医生。孙氏观点对后世影响很大，对培养一代名医有积极意义。

22. 医生诊病不能以貌取人，不论城乡、干群一律应按序就诊，对危重病人、年事已高者、小儿或外地需赶车者可优先就诊。凡能诊断清楚有把握者，尽量不做各种检查，尽量为患者减轻费用，并要力求选择普通药、常用药、廉价药来治疗临床疑难杂病。

23. 浙江中医药大学终身教授、著名中医药专家何任先生告诫，作为一名中医师，需保持一个传统中医应有的特色，力争做到“德艺双馨”，《大医精诚》是我们学习的内容，要做到心诚行正，不给某些对中医发出指责的人有可乘之机，提高治疗效果，紧紧把握“验、便、廉”的特色，并有所创新。做一个对得起社会，对得起自己，对得起中医科学的好中医。

24. 作为一名医生，要做到淡泊名利，心系患者，为了自己爱好的中医事业，一定要在行医实践中保持人格的独立和心灵的自由，不畏权势，不畏权威，不畏名人，靠疗效赢得回头客，靠自己的专业特长和诚心，赢得同行的认同和百姓的拥护。

25. 中国外科学奠基人裘法祖先生称："德不近佛者不可为医，才不近仙者不可为医。"这段话充分体现了医生对生命的敬畏。中国历代医家都把精湛的医术、高尚的医德作为追求的终极目标。

26. 为医者，需"德近佛，才近仙，神近侠"，要德高艺精、敢于担当。真正的信仰在于相信人生应该有崇高的追求，有超出世俗的理想。作为医生，如果你能数十年如一日淡泊名利，甘于寂寞，无怨无悔地为患者服务，敬畏生命，尊重生命，视患者如自己的亲人，你就是民众心中的"大医"。

27. 善良的品性、淡泊的心境是健康的保证，与人相处善良正直，心地坦荡，遇事出自公心，凡事为他人着想，这样便无烦恼，而使心理保持平衡。

28. 患者是接受医生治疗人群的一个总称呼，具体到每个人，又是形形色色、不同层次、不同境界的，对每一个病人都要有慈悲情怀，要用技术加热心来对待，要用热心来暖热每一颗冰冷的心。

29. 孙思邈说过："人命至重，有贵千金，一方济之，德愈于此。"

30. 岳美中先生家中客厅有一副对联，据说是岳老生前自撰的，上联为"治心何日能忘我"，下联是"操术随时可误人"。意思是说我们当医生的，操着这个医术，随时是会误人的。只有通过治理自己的心，使得自己的心地非常的清净，能够达到忘我的境界，做医生才不至于误人。

31.岳美中晚年告诫学生的几句话：“竹子未出土前先有节，待参天后仍虚心”“是大英雄能本色，是真名士自风流”“业进德进”，告诫人们做人要有节气，功成名就仍要胸怀宽广谦虚，人不论地位如何变化，要永葆本色，名士自然风流。事业要进步，道德也要进步。

32. 大医精诚是我们中医精神的高度概括和凝练，这其中包含“精”与“诚”两个方面。“精”是讲术，要求医术精湛；“诚”是讲德，要求医者诚心待人。

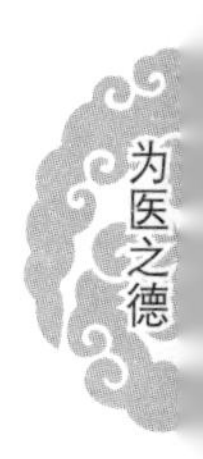

33. 著名中医干祖望年近百岁，行医 75 年，著述丰富，仁术双馨，他认为没有高尚的医德不会成为好医生，更不会成为名家。他常言：“医生常常不败于医之技，而将败于医之德。”他最崇拜孙思邈的学术思想，也处处以孙思邈的仁术为榜样，医生治病就是要：“先发大慈恻隐之心，誓愿普救含灵之苦”，要全心全意为人民服务。

34. 干祖望老中医胸襟宽广，尊重同道，一些患者经多个医生诊治，多种治疗方法治疗均无效，后求治于他治愈。他不把功劳归于自己，更不指责前面的医生，而是说前面的医生为他铺了路，因为前者的治疗、用药为他提供了参考，他仔细琢磨后，处方用药方获效。他博览群书，勤奋构建“后天”，勤求古训，博采众方，不断实践，思路广泛，用药灵活，疗效灵验。

35. 干祖望老中医认为医生应是崇高的还债者，笔者赞赏先生的观点，因为医生的经验来源于临床，来源于患者，故医生应常怀感恩之心。

36. 培养自尊、自爱、自信、自强的中医接班人，也即邓铁涛老中医称的“铁杆中医”。

37. 清代四川名医齐秉慧告诫说：“凡学医，必须谦恭下士，访友求师，稍有余闲，便将古今名医诸书，熟读揣摩，一一融会贯通，得之于心，熟之于目，自然应之于手，而无差谬。”他还说：“凡患病者，必先将病之始末细说于医，以脉诊病，了然无疑，则药无不效也。”“医者临证时，以望色、闻声、问因审之，庶可以得病情，而手到春生矣。”

38. 医司人命，责任重于泰山，马虎不得，遣方用药一定要慎之又慎、细细揣摩，方能药到病除、出方即效。

39. 为医之道，必德术并重。既要掌握中医的基础理论，又要努力增加临床遣方用药的真功夫。同时要有为大众服务的良好医德，德术并重，缺一不可。

40. 医生面对的每一位病人，不论他社会地位高低，都要一视同仁、平等地看待，要做到一样精心、一样热情、一样周全。只有这样你才心静如水，心细如线，一心救治，不夹杂念，真心服务，天地可鉴。仁心仁术，口碑相传。

41. 做人要过好“四关”，四关即酒、色、财、气。俗话说得好：“酒是穿肠毒药，色是刮骨钢刀，财是惹祸根苗，气是伤身炸药。”要想获得长寿和健康，就要做到不做非礼事、不贪不义财、不生闲闷气、不饮过量酒、起卧顺四时、一生做善事、忌懒勤动、饮食不挑拣、五谷养人生。

42. 一个医生，应该以济世救人为习医之目标，这才是中医人应有的人生理想。正如民国名医张锡纯先生所谓："故学医者，为身家温饱计则愿力小，为济世活人计则愿力大。"

43. 医学的最高境界是呵护、保护和捍卫生命。作为医务人员，我们不能过分地强调某些疾病的"治愈"，忽略了医学的另一作用，即帮助和安慰，这也是同样具有呵护生命、促进健康的手段和方法，敬畏生命、尊重生命，目的是为了呵护生命。

44. 作为一名医生，不怕你没经验，就怕你对患者不认真，有了经验就怕你不认真总结经验，吃老本有时会跌跟头；阅历长了，更不能放松学习，凭老经验办事，这样也会出问题的。没有患者光顾，你会千方百计让患者光顾，对每一个就诊者都会认真对待，患者多了你又会粗粗处理而不认真，这样患者不会再增加。只有认真热情，不嫌麻烦地对待每一位患者，人们才会尊重你、信任你；人成名了，更要谦恭地对待周围的一切人，对长者尊之，对同行谦之，对年轻人扶之，对年幼者爱之。接触病人更要有"如临深渊，如履薄冰"之心态。从做人的角度来说，世界上只有男人和女人，人人应该平等、博爱。要像所有人一样站在社会的低处，上好自己的班，操持好自己的家，过好平常的生活和日子，这样你内心才是平静的，心情才能愉快。登高时不要狂妄，低谷时不要颓丧，得意时不要张扬，失意时不心凉，日子一天一天过，天天都能享受大自然的恩赐和滋养，天天都会晒到太阳。

45. 细心地望闻问切，平心静气地思考，千方百计地探寻治病方法，这应该是每一位中医工作者的工作态度。

46. 裘沛然教授认为，选拔人才的标准为德才兼备，德是首位的，德比才更重要。他说："为医者，首先必须是一个高尚品格的人，对师长要尊重，对同道要谦虚、真诚、宽容，对后学者要淳淳诱导、热情教诲，对病者要一视同仁。"

47. 中医学有着悠久的人文传统历史，其核心是对生命的敬重、对病人的亲近关心和对医生道德的培养。中医人行医靠仁心仁术，仁者爱人，医者需要有仁爱之心。中医之所以称为仁术，就在于中医始终把生命放在第一位，对生命的尊严极尽敬畏珍重之心。中医工作者终生奉行的准则是医疗技术精湛，服务态度热情诚恳。

48. 做医生，首先要立德，要有爱心、体恤之心、仁慈之心，要视患者为亲人，这样的医生才算人民的医生。

医患关系

1. 中医认为医生治病要真心，患者看病要诚心。俗话说得好："只要齐了心，黄土能变金。"医患相互信任，相互配合，疗效则著矣，此即"医患相得"之本意也。

2.《中国中医药报》刊文:“对病人来说,无论他们是贫穷还是富有,都想得到医生们用心的治疗。”

3. 古往今来,医生的职业是神圣的,他们为维护大众健康、为挽救病人的生命付出了辛苦和汗水。医患关系是人世间最值得珍惜的和谐关系,医患相互间都应抱着感恩的心情来看待医患关系,医患之间应多一分信任、多一分交流、多一分理解。人们期盼的医患关系应该是融洽的、和谐的、相互理解和相互信任的关系。医患应在战胜疾病的共同奋斗中结成深厚的情谊,患者也可在和谐的医患关系基础上获得更加满意的治疗效果。

4.《中国青年报》刊文:“检查都依赖机器,将堵了医生的诊疗水平和诊断能力,加重了百姓的看病负担,医生只有靠心和技术为患者服务,才能融洽医患关系,不断提高自己的技术水平。”

5. 患者找医生求治,等于是把整个生命托付给了医生,所以医生对患者要仁慈和有高度的同情心。

6. 医患和谐是临床疗效重要的方面,医患心灵的沟通和感情的交流要贯穿于医疗工作的始终。医生要站在病人的角度换位思考,医生在实施技术的同时,把关爱也送到病人的心里。医生的眼神可以向病人传递爱心、责任心。一定要运用好眼神,因眼神是心灵的窗口,做好医疗工作还要用微笑去接待病人,用耳朵细心倾听病人的诉说,用妙语去解除病人的心结,还要用心去感受病人的心,用温和的、恰到好处的言语去安慰病人。医生的表情、语气、行为都是一剂良药,医患沟通的方式主要是话语的交流，医生温和的话语、善意的微笑或一个搀扶的动作都会温暖病人的心。

7. 医患关系是以诚信为基础的，它源于医生总是以患者利益优先的原则处理医患间的一切问题，这即大家熟知的患者至上原则。1948 年通过的《日内瓦宣言》明确宣布“我把病人的健康利益放在第一位”。1964 年通过的《赫尔辛基宣言》也明确承诺“保障人类健康是医生的使命，他的才智和良心，要为实现这个使命而献身”。医患双方有着谋求健康和期求健康的共同目标，但在“患者至上”的原则下，医者要全心全意为人民服务，医生个人利益的诉求不能凌驾于患者健康利益之上。对患者的不合理要求，医生要给予耐心的解释，并妥善处理，同时也要取得患者的谅解。对诊治疾病的过程中可能出现的问题，以及预后也要让患者知情。要鼓励患者战胜疾病，提高抗病信心。只要坚持病人健康利益第一的专业精神，就能维系医患之间相互诚信的关系，就能减少和避免医疗纠纷，也更能体现医务工作者“救死扶伤”的高尚精神。

8. 通过真诚的行为、亲切的眼神、和蔼的语言、崇高的人格魅力和暗示等心理影响，医生与患者之间产生一种精神互动作用，可以调摄病人之神，有利于病人脏腑经络气血的运行。治病之根本目的是恢复“心主神明”功能，因医者均晓得“主不明则十二官危”之名训，这即中医治神之妙谛。

9. 作为一名医务工作者，怎样才能赢得患者的信赖和支持？靠疗效，靠服务。中医药的精华是中草药，学中医就要相信中草药，运用中草药防病治病，千万要守住自己的阵地，挖掘出中草药精华，努力以“人所不能”的独特优势来确立自己运用中医技术治病的不可替代地位。医生地位的确立就是抓疗效，靠良好的疗效赢得患者，同时要运用浅显的话语向患者解释病情，来宣传中医药知识。作为医生要注意加强自律，对治疗不了的疾病不能“逞能”，不能讲“包治”，要处处维护中医的信誉，确立自己在患者心目中的位置。

10. 医者良好的服务态度对患者很重要，不论你技艺功底深浅，患者接触第一次主要看你的态度，医生的脾气、性格、素养的养成并非朝夕之功，而是与他们长期和患者接触、从为病人服务中求得了乐趣、长期沉浸在其中不断磨砺有密切关系。中医认为人的外貌与精神面貌有着客观联系，只要医者不断改造内心世界，貌则由心生，移心则貌相随而改变。

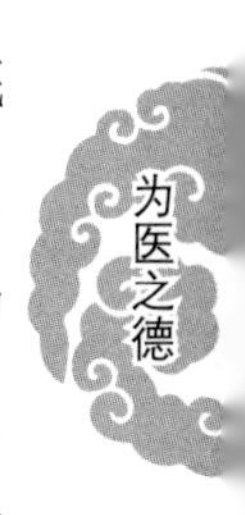

11. 医患关系和谐关键在医生患者相互理解，相互支持，重点取决于医生对每一位患者的态度。

12. 医生诊病要注意与病人的思想沟通，多听病人说几句，可以细致了解病人患病后的诊治情况和目前病人的各种不适；医生对病人提出的问题，要有策略地进行认真解答，态度要和善，解释话语要得体，有时医生给病人多说几句，病人就感到满意，满脸愁容进诊室，笑容满面走出门，病人减轻精神负担，心理上愉悦，这本身就是疗效。俗话说得好：“良医一席话，胜过三帖药。”

13. 作为医生，“视病人如亲人”不是一句空话。作为一名医生，在认真询问病人的同时，要给病人耐心地解释和指导，一个病人走进医院，坐在医生面前，他已经把生命希望寄托于你，医生作为托付生命的人，你有何理由掉以轻心？悉心倾听，真诚关心，周到服务，细心呵护，才是对患者的最大安慰，才是赢得患者之心的关键所在。认真地写好病历，既是对患者病情的文字记录，同时也是医者进行自我保护的原始资料，若无文字真实记录，方药何来，理在何处，谁能说清乎？

14. 医患和谐是获得良好疗效的重要条件，医务人员是医患矛盾的主体，防止医疗纠纷重点在医务人员的服务态度上，医生要用良心做人，用诚心待患，用真心治病，要用心为患者服务，要有良好的疗效，疗效能赢得病人的心，要用优质的服务感化病人。

15. 作为医生与患者进行思想交流和沟通十分重要，它是一门大学问。它可分为“形”和“神”交流两方面，“形”的交流是看得见的、听得到的，就是医生和患者话语的交流；“神”的交流是内心深处的感情碰撞和共鸣，是诊病过程中的最高境界，也是中医所说的“医患相得”。诊病靠医患两方积极性聚合。

16. 医生与患者交流，就是要把心交给患者，把温暖送给患者，把祝福赠予患者，让患者把病痛留在医院，把健康和快乐带回家中。医生与患者之间的心灵沟通和感情交流，是战胜疾病的重要“药物”和“力量”，治病先治“神”，治病先治“心”，心神得治，诸病自退，只有“调神”与用药结合，才能最大限度地发挥药物的治疗作用，达到最佳治疗效果，比单纯“治病”效果好得多。

17. 医生以德待患、以德交友，方可在社会上有立足之地，年轻大夫对应诊患者的需求要尽可能地满足，要以交友的心态对待每一位病人。作为医生，一定要把服务放在首位，一方面要有精湛的医术，一方面还要有高尚的医德，二者缺一不可。有术无德害人，有德乏术不能救人，只有德术俱佳才算合格医生，治好一位病人就有了一位义务宣传员，病人的口口相传可使患者光顾，医术日增。交友先交心是中华民族之传统，用心为患者服务，就可赢得人们的信任。

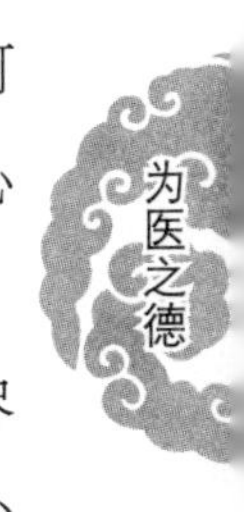

18. 作为医生，只要保持战战兢兢、如履薄冰的心态和尽心服务的责任感，那患者就多了一份安全和平安，也就会减少差错和事故。切记人命关天，不可疏忽大意，精于勤勉，切忌分心。

19. 病人对医生的信任感是战胜疾病的重要条件，病人坚强的信念和乐观的态度是取得良好疗效的思想基础。临证凡是患者信任医生，医生尽心服务患者的情况，都能取得较好效果。同时“话疗”的治疗作用也不可忽视，“话疗”的正确使用可调养心神，使人体正气得到鼓舞，帮助患者战胜病痛。

20. 中医治病过程中，医患沟通交流十分重要，凡诊一病人，医生都要耐心地听，不厌其烦地答疑解惑，让病人相信你，让病人明明白白地了解治疗过程的注意事项，做到“治病”方药简验，“治心”话疗解除心理负担，“治病”与“治心”的有机结合，可收药半功倍之效果。

21. 患者对医生的信任是获得疗效的一个方面，只有良好的疗效才能赢得患者的信任，医生的亲和力和人格魅力能赢得病人的心。

22. 医者面对患者，要运用好微笑这个人际交往中的“润滑剂”来促进医患之间的理解、沟通与交流，医疗服务中的微笑也是一种人文关怀。医生的微笑，源于医者健康的心态和医者对患者的亲近和真诚，也源于医者认真负责的社会责任和价值追求，微笑也是医者人格魅力的展现。靠技术赢得患者信任，靠微笑给患者带来温暖，传递战胜疾病的信心。良好的疗效离不开医患之间的良性互动和配合。

23. 医乃仁术，医者仁心，但医者之仁心也需要患者和社会的理解。人们常说“理解万岁”，对于医务人员来说，自己的工作能得到患者和社会的认可比什么都重要。《论语》中有云：“人不知而不愠，不亦君子乎？”意思是说，别人不了解我，而我不因此感到怨恨和恼怒，不也是一个有德的君子吗？作为一名中医工作者，面对不了解中医药知识，或未读过中医书、对中医一知半解者，或对你为其提供的方药存在种种猜疑的患者，一定要以一颗坦诚的心去面对，耐心而不厌其烦地为其解释，谅解宽容有病之人的不友好举动和话语，这样做就是孔子讲的君子了。我们强调医患沟通，沟通的前提必须是相互信任和平等，如果任何一方产生了不信任，就容易出现误解和不愉快。我常说，医生要诚心为患者服务，视患者如亲人，并千方百计予以关心，进行精心治疗。作为患者也要尊重医务人员的劳动，相信医生并配合治疗，这样才算“医患相得”，方能取得良好的疗效。相互信任疗效好，半信半疑疗效差，猜疑不信无疗效。

24.历代名医都是活在百姓心中的“民医”。若要做一个德技双馨的好医生，首先要做一个淡泊名利的仁人，而你那份仁心仁术必定在你的医学信仰和临床实践中不断磨炼和考量，才能保持长久而不变质、不走样，只要我们中医人有仁心，患者就能获得真正的仁术。在世俗的诱惑和现实的坎坷面前，仁心仁术更加难能可贵。我们既然选择了中医这份工作和职业，就要用精湛的医术和崇高的人格魅力，用心血来构建良好的医患关系，使医者之仁心仁术更有价值和力量。

25.中医人要以疗效赢得民众信任，用事实说话，用群众听得懂的话解释中医，在实践中不断完善中医理论，提高诊疗效果，让更多的民众认识中医、了解中医、接受中医，让中医科学思想深入人心，让廉便简验之优势得以发挥。通过中医人传承创新发展中医的实际行动，来弘扬祖国医学，造福于广大民众。只有这样，中医的生存环境才会得到根本改善，中医人广济天下之善举必将得到社会的认可和拥戴。

26.医生诊病要聚精会神，一心不可二用，最忌诊断疾病时接手机忙其他事儿，这样病人就会认为你心不在焉，对你开的方药半信半疑。诊病与患者交谈，言语要恰当、亲切，要在言谈举止上体现医生对患者的热情、负责、尽心和尊重，恰当地解释、正确地分析会让病人瞬间体会到医生的苦心和真诚。再好的医生也不能包打天下，医生要务实，需要会诊者让其会诊，需要检查者建议检查，需要住院观察者让其住院治疗，对于病已垂危者慎勿贪功奏技，违规处方以免招致烁金之谤，给自己的行医生涯枉添阴影。也不能为图好名对无可挽救者放弃医生的责任，只要家属同意和恳求，可用平和小方调治，以尽人意。真心为患者，天地可鉴也。

27. 作为一名医学教育专家，国医大师吴阶平一直对医学教育非常关注，他总结自己 80 年的经验告诫年轻人："首先要有高尚的医德，负责的精神，高度的同情心，还要有精湛的医术和服务的艺术。"作为医生，吴老的言行，深刻地诠释了"大夫"这个普通称谓的内涵。他的医术精湛毋庸置疑，而他细心体会病人和家属心情的点点滴滴，为医生和患者之间增添了许多温情和理解，而这对病人却是再高的医术、再贵的药物也无法达到的"心疗"效果。吴阶平主张医生除了专业知识，还要懂得心理学、社会学、经济学方面的知识。他特别强调医生首先要有过硬的医术，其次就要讲究服务的艺术。医生要善于发挥病人的积极性，取得家属的合作，以便更好地提高治疗效果，利于病人的康复。

28. 医生如果能从情感上与患者进行交流沟通，耐心开导并给予心理上的抚慰，同时对病人的情况及时与家属沟通，热情地服务，尽心地治疗，体谅患者的经济承受能力，这样就可以最大限度地取得患者和家属的配合而获得良好的治疗效果，也可以避免不必要的医患纠纷。

29. 要使广大患者接受中医，首先要使人们认识中医、了解中医，进而逐渐喜欢中医，中医人尤其要重视中医药文化的宣传和普及，追求一种“润物细无声”的传播效果，用疗效让人信任，使人信服。有志中医人只有不断奋斗，用勤奋来积累学识，用疗效来赢得人们的支持，用实践积累来激活灵感。

30. 刘琼芳医生生前曾多次说过：“患者需要安慰，家属需要理解，医患需要沟通。”

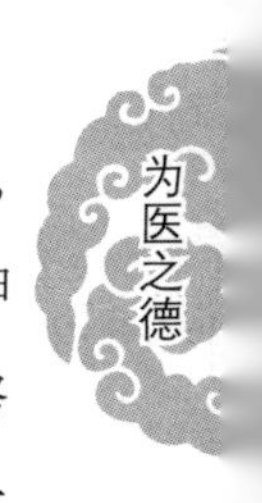

31. 大医精诚，大爱无言。刘琼芳心系群众，一生为民，显示了一名人民医生对党和人民的无限忠诚。学习刘琼芳精神就是要学习她对工作的执着追求，把医生职业当成毕生为之努力的目标；学习她对患者春天般的温暖，永远把患者健康放在首位；学习她对理想的坚定信念，杜绝金钱利益的诱惑，在平凡的医疗岗位上做出不平凡的业绩。人民需要千百个像刘琼芳那样的人民医生。刘琼芳永远是我们医务工作者学习之楷模。

32. 医生是一个高风险、高技术含量的行业。医患是利益共同体，医生的职业是仁慈的事业，需要用心去经营，患者将贵如千金的生命托付给医生，医生当尽心尽技救治，作为患者也要尊重医生，理解医生工作的不易。医患之间要相互信任，要建立和谐的医患关系。医疗行业的从业人员要弘扬大医精神，仁心仁术，尊重生命，救死扶伤，精益求精，以新时期医疗卫生职业精神，重视医患沟通工作，提高医患沟通的意识和能力。要妥善化解医疗纠纷，维护医患双方的合法权益，保证正常的诊疗秩序，每一位医务工作者都要重视医患和谐关系的建立，当你在岗位上工作时一定要进入“如履薄冰，如临深渊”的状态，遣方用药“心欲大而胆欲小”，谦恭地对待每一位患者，认真而诚心负责地对待每一次诊疗行为。

33. 善待人者，必受人敬之；善待众生之医，必受人尊之。

34. 中医“天人合一”的思想蕴含了中医核心价值的方方面面，体现了中医崇尚和谐的核心品质。在人与人关系方面，中医讲求和谐、和气、和睦、和善和祥和，提倡团结、互助和友爱；在人与社会的关系中注重合群随众，和衷共济，个人利益和公众利益兼顾结合，充分发挥个人才能，与社会协调和谐相处。

35. 某中医院党委书记认为和谐的医患关系其实很简单，就是以病人需求为导向提供满意的医疗服务，他说“在救治上，我们会给患者提供最佳的诊疗方案；在服务上我们给患者无微不至的照顾；在与患者发生矛盾时，把对让给患者。”医院在处理医患矛盾时始终坚持“病人永远是对的”的道理，愿每一位医务人员都以仁爱之心对待病人。广东省中医院总院位于大德路，“大德”二字实至名归。

36. 作为一名中医，运用中医思维，真心诚意为患者解决病痛，并能把为患者服务当成自己职责，耐心地倾听患者的痛苦，尽力归于患者关爱和帮助，这样就能使医患关系和谐，达到医患双赢的目的。

37. 如何才能建立和谐的医患关系？主要的责任在医生方

面。作为一名中医人，要有十二分之耐心倾听患者的倾诉，体谅和想象病人的境遇，理解患者的痛苦；尊重他们的就医选择，并和颜悦色地回答病人提出的所有问题，解释问题要用大众语言，尽可能少用中医术语，让患者逐步信仰和信任中医，并在接受中医治疗时得到中医文化的熏陶。

38. 名老中医高辉远先生告诫，面对患者一定要做到“耐心倾听主诉，详细询问病史，专心进行四诊，精心求出诊断，细心组方用药，详尽交代服药宜忌。”

39. 四川省自贡市王昆文先生认为中医院的发展应做到至真、至善、至美。所谓“真”就是“大医精诚”，“善”就是“志存救济”，“美”就是“灵验、有效、简便、富有艺术性和创造性”。如果我们的中医院能做到这一点，那它姓“中”就必无疑义了。他认为中医院应该以中医为主导，中医药人才应占70% 以上，门诊的中医治疗率在 80% 以上，病房的中医治疗率应占 60% 以上。他建议合理制订中医传统医疗服务项目的价格，适当提高中医诊金和中医制剂的价格，维持中医生存和发展，他认为中医院最需要、最缺乏的不是实验室里搞科研的研究生，而是缺乏一批在临床上独当一面、施展才干的临床医生，他还认为“师带徒”是中医院姓“中”的有效途径。

40. 医院是救死扶伤的机构。在某些西医院从业人员不把患者当“人”看待，而是当作“物”，甚至当作病理标本来看待，漠视其作为人的感受与尊严。这样的医院缺少的是“人文关怀”，所以就出现了小病大治、靠检查挣钱、靠仪器诊断的情况，甚至出现见死不救的恶劣事例。俗话说，医者父母心，医学归根到底是“人”学，需要的是对“人”的关怀和爱护。医务人员要培养严谨细致的作风，要注重人道主义精神的培养，把每一位患者都视为亲人，当成有血有肉的人，推己及人，对他们满腔热忱，热情服务，予以关怀和体贴。这样就可以从根本上避免差错和医疗事故的发生。

41. 浙江省绍兴市中医院将中医药文化的核心价值“仁、和、精、诚”四个字具体落实到每一个员工身上，要求全体医务工作者坚持做中医人、说中医话、做中医事，为患者提供人性化的中医药服务。

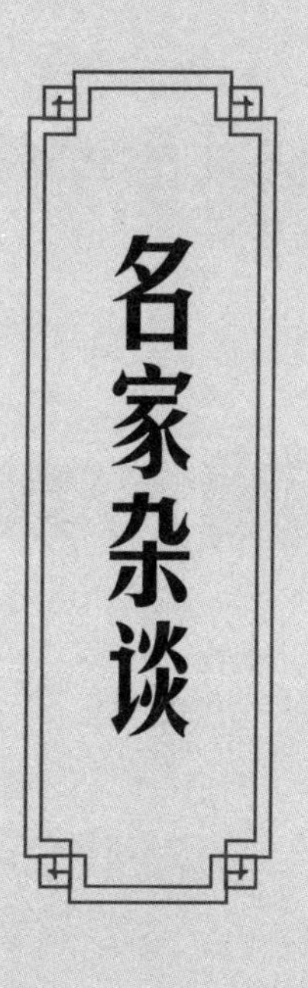

名家杂谈

杂谈阔论

1.《三国演义》四十三回有一段精辟论述，记载了诸葛亮舌战群儒，显现了中医辨证论治的光彩，值得一读。孔明论刘备暂居弱势，必得休养生息，蓄势待发时比喻说："人染沉疴，当先以糜粥以饮之，和药以服之，待其脏腑调和，形体渐安，然后以肉食补之，以猛药治之，则病根尽去，人得生也。若不待气脉和缓，便投以猛药厚味，欲求安保，诚为难矣。"

2. 在战场上越是不按常规出牌的人说明他的随机应变能力越强，医生看病处方贵在感悟，随机应变，往往信手拈来之品，平淡无奇方药，常收佳效。

3. 人是自然界和社会的产物，与自然界和社会息息相关。首先，应调饮食，慎起居，避外邪，适劳作，以适应自然界四时的变化，达到人与自然的和谐统一。同时，人也要调养情志、淡泊名利，达到人与自然、人与社会的和谐统一。

4. 中医的学术特色是辨证论治与整体观念，中医的社会特色是廉（花钱少）、便（取材于天然药物或取针灸推拿等法，使用方便，不受仪器约束）、验（良好的治病效果）。廉、便、验是中医发展的方向，中医药的优势越来越受人们重视。

5. 三大医学思想是指生态大系统医学思想、个体化医学思想和未病医学思想，是中医学独具特色、集中代表东方思维和智慧的医学思想，它对于未来医学的发展具有重要的启迪。①生态大系统医学思想是指看待疾病的时空观。具体来说，就是把在同一个人身上的若干种疾病联系起来看待，把疾病和所患疾病之人联系起来看待，把病人所处的环境（自然环境、人文环境、生活环境等）联系起来看待。②个体化医学思想。个体化医学思想是指分析和治疗疾病的"求异观"，强调的是辨证论治的个性化。如果治疗上不充分考虑个体的差异，很难得心应手。个体化是医学的最高境界，尤其是救治急危重症非"个别化"不能救危急，非"个别化"的地步难以挽倾颓于一刻，毕其功于一役。③未病医学思想是指治疗上的预见性和可瞻性。即看到某一显证一定要想到可能出现的其他潜证，"见一叶而知秋"。

6. 中医认为唾液是"金津玉液"，有和胃健脾强肾、润泽肢体、增强抗病能力、防止衰老的作用。黏稠者成为唾，由肾精化生，多出舌下，有润泽口腔、滋润食物及营养肾精的作用。较清稀者为涎，由脾化生，有保护口腔黏膜、润泽口腔的作用。

7.2009 年 5 月在广州召开了"中医影响世界论坛"，大会形成的共识是：中医不仅受到世界的影响，也影响着世界。专家们认为，中医药对世界的贡献不应仅仅是数千种植物药，更难能可贵的还有形神合一、阴阳调和、正气为本、与环境和谐的生存质量健康观，简便廉效的治疗技术，自然生态的动植物药和统筹兼顾的方剂，顺其自然的保健养生，以调神为先、祛邪扶正、辨证论治的治疗观，一以贯之，以简驭繁，行之有效，思维独特（到）的方法论等优势。中医学“治未病”的观点告诫我们，人类医学的主要任务不只是治病，还有回归人类本源的生活，回归人自己这个主体，回归人的生命质量的提高。

8. 什么叫医道？医道就是坚守“发大慈恻隐之心，誓愿普救含灵之苦”的信念。在这种信念的引领之下，一个医生可以专心于救治，竭诚提高自己的医术，百折不回，不畏万难，这才是进入了医学的至高境界。如果没有这种信念，任何一点金钱利益都可以将你的治疗思路改变，任何一点困难都可能让你放弃对医术的追求。

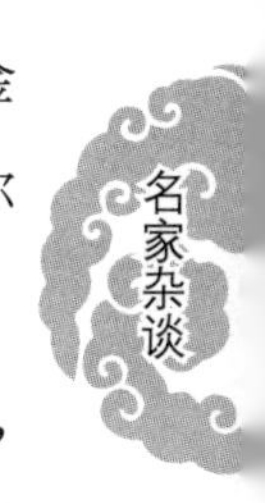

9. 中医，这个名词是在鸦片战争前后为区别西医而提出的，此前被人们称为“岐黄”“青囊”“杏林”及“悬壶”。既然中医称“中医”，就要继承和发扬中医药特色和优势，而作为医学体系一部分中医也姓“医”，则需要吸纳更多的优秀文明成果以完善和发展它。

10. 中医是一门实践医学，它的理论来源于长期临床实践，同时又有效地指导临床实践。有些人从理论到理论，看不了病，纸上谈兵，误人害己；只有在实践中不断发现问题、解决问题，在实践中验证和创新理论，才能让中医理论在实践中得到沉积和升华。通过积极探索找到解决问题的新方法，造福于民众，这就要求中医工作者不要忽视临床经验的积累和总结，必须在继承的基础上不断有所创新。

11. 病有可为有不可为，临证少、读书少，使有可为而变不可为。医生不能包治百病，多对某一类病经验丰富，但多读书、多临证往往会比其他医生多一手。对疑难问题不可绕过，要在取得病家同意的前提下，通过多思进行积极的临床探索，常常会走出困境，收到良好效果。

12. 古人讲，言不可治者，未得其术也。有时在他医处不可为之病经调治痊愈，亦有时不可为之病经我手调治顺手而愈，这就是天外有天、人外有人的道理。作为医生一定要互相学习、借鉴，多读书、多实践，在临床上下功夫，让更多不可为之病变为可为之病，为更多人造福。

13. 临床接触病人多了就会懂得这样一个道理，凡经过各种治疗方法无效；或经西医放化疗治疗身体已极度虚弱，病情相当严重者；或任何药物均不能接受者；或任何方法不起作用者。遇这种情况谁都棘手，不管家属希望多高，医生一定要把情况告知，不可把中医治疗方法估计过高，否则会失望或费力而受怨恨。放弃治疗与否要让家属定夺，医者只是尽心而已，药量宜小，食疗辅助，减轻痛苦即无遗憾也。年轻大夫遇此证应让其投奔“高明”之人为上。正如扁鹊所谓：“扁鹊非能生死人，可使不死者不死。”正如俗语所说的那样：“医生治得了病，治不了命。”道理即明，细细体悟为是。

14. 山东省聊城市中医医院名老中医谷越涛先生说：“中医理论是把无形的钥匙，只要运用准确，什么疑难病症都能迎刃而解。”“临床疗效是检验中医理论正确与否的唯一标准，对历代中医理论争论不休的观点学说，只有验之于临床实践才能判明真伪。”“在中医理论指导下辨证分析四诊所得，按理法方药的程序对患者进行治疗，是中医人道的前提，中医的思维建立起来了，思想方面对了，照此下去，便可步入中医学之堂宇。”

15. 中华传统文化流淌在华夏民族的血液中，这种民族文化的基因渗透在我们每一个人的机体内，保留在民间的偏方和治疗手段是口口相传的。虽然这些偏方是祖国医学的细枝末节，但它的生命力是强盛的，因为它是有“根”的，顺着这些细小之根向前追溯，触到的是生长数千年的、根植于肥沃的中国传统文化的中医药学，中医药学就像母亲那双温暖的手，数千年来护佑着中华民族繁衍生息。

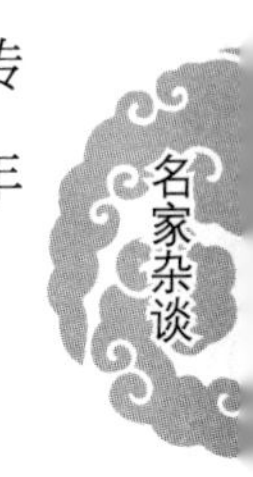

名家箴言

1. 邓铁涛老中医认为，中医之兴亡将取决于现代中医。我们既然名为中医，必须不断提高自己的中医水平，而不是西医的水平，也不是中西医结合的水平。

2. 李东垣，古真定人，今河北省正定人，著《脾胃论》，善用风药治脾胃病。东垣为何惯用风药？一则风药可以化湿，风药入通于肝，能补肝之用，助肝疏泄。土必得木之疏泄方能升降而不壅滞，此风能胜湿之理。二则风药能助肝之升发，实乃补肝之药。经曰：“中有疾旁取之，中者脾胃也，旁者少阳甲胆也。”肝之少阳之气，升则脾之清阳升，全身气机调畅。《素问·六节藏象论》曰：“凡十一脏取决于胆。”只有少阳胆气升发则五脏六腑之气才能升发，故风药以升发少阳之气。东垣在用风药的同时加白芍以防升散太过。

3. 佛学认为“天下物类，皆是良药，万物之中，无一物而非药者”。此说对医生来说有启发意义，只要医生运用中医思维诊疗疾病，有时信手拈来之物即是良药。

4. 魏长春老中医认为：“安身之本，必资于食；救疾之速，必凭于药。”药物性能有偏，用之得当，能够愈疾；用之不当，不但不能疗病，还会损伤正气。老先生常说：“食伤人易知，药伤多不识。”因此他积极地反对乱进滋补药品，认为无病用药扰乱人体阴阳，有害无益；在不应使用滋补药时，决不使用，即使病者再三要求也不迁就。他认为应遵循《素问·五常政大论》之说：“大毒治病，十去其六；常毒治病，十去其七；小毒治病，十去其八；无毒治病，十去其九；谷肉果蔬，食养尽之，无使过之，伤其正也。”他主张在一些疾病的初期、基本治愈之后以及慢性病后期，用饮食来调治。

5. 近代名老中医黄文东教授有 60 年的临床实践和 50 年的教学经验，他重视脾胃学说，堪称大家。黄老认为：“脾胃乃后天之本，为气血生化之源。久病体质虚弱，如治疗不当，积虚成损。在治疗外感内伤疾病中，必须时时照顾脾胃。具体地说，不能一见热象，就轻易用黄芩、黄连、大黄等大剂苦寒克伐，以免损伤脾胃；也不能一见阴血不足，不考虑脾胃的接受能力就随便使用熟地黄、阿胶等腻补之品。”黄文东教授认为临证要有整体观念，才能达到满意疗效。黄老指出：“脾与他脏的关系，在治疗上也甚密切。如肺病可用健脾养肺之法，使水谷精微上输于肺，肺气充沛足以控制病情的发展；如肾病可用健脾制水之法，肾脏的元阳赖谷气的充实，使阳生阴长，水能化气，正气胜而病邪自却；心病可以用补脾生血法，增强供血来源，使血液充足，循环畅通，而心神得以安宁。”“久病不愈，与脾胃关系最为密切，常见肝病患者，脾亦受病。”《金匮要略》“肝病传脾”的理论有正确的指导意义。

6. 邓铁涛先生于 2009 年 11 月 27 日度过了自己 93 岁生日，台湾伤寒学家张步桃先生携家人登门贺寿，海峡两岸的中医名家在见面时谈到了甲型流感（即“甲流”）的防治。邓老说：“中医不怕流感，早在 1800 年前的汉代张仲景已留给我们有效的学术与经验，加上明清医家的研究成果，我们有信心战胜甲流。”他还说：“1918 年爆发的流感曾导致欧洲 2000 万人死亡，但中国历史上从未有一次瘟疫流行死亡过百万人，主要就是归功于中医辨证论治个性化治疗思路。”台湾著名中医张步桃先生说：“现在台湾也很重视运用中医药防治甲流，自己用中医药也治疗了上百名病人。广东与台湾都是南方地区，气候温暖，治疗流感不宜多用麻黄、桂枝这类温热药物，而应使用金银花、连翘、鱼腥草、桑白皮、芦根、玄参等。”

7. 近代著名学者和医论家章太炎先生谈到中医的发展：“余以为今之中医，务求自立，不在斤斤持论与西医抗辩也。何为自立？凡病有西医不能治者，而此能治之者。”

8.1970 年 10 月周恩来总理在与外国朋友谈话时说：“中国中医有很好的传统，但发扬中医传统仅仅是开始。”周总理说：“治疗任何一种疾病都是有规律的，只要能把某种病医治好，就是掌握了规律，就是科学。”周总理说：“医生这个工程师比任何工程师都难做，他不仅管物质，还要管精神。人体的治疗没有完，人类总有新的病会发现，随着生活环境不断变化，将来还会发现一些病，治疗方法也要跟着发展，没有个完。”

9. 江苏省中医院周晓红教授认为，学习和掌握中医学的关键点：“一、二、三、四、五、六，就能在辨证和治疗时统筹兼顾，取得较好疗效。一为整体，为最根本，既重全面又有侧重；二为阴阳；三为三焦；四为气血津液；五为五脏；六为六经辨证。只要把握住这几个要点，中医就学好了。”

10. 中医药学有博大精深的理论和丰富的实践经验，是中华民族优秀文化遗产的重要部分，优秀传统文化在祖国医学中保留最广泛、最完整，是一个取之不尽、用之不竭的伟大宝库。中医药的继承和创新是摆在每一个中医面前的重要任务。首先是继承，要把中医的理论、方法、特色、优势和文化全面继承下来。当下作为一名中医人就要相信中医药、使用中医药，在中医临床工作中发展中医药，让中医药常留人间，为人类的健康继续发挥不可替代的作用；其次还要在继承的基础上提高、突破和超越前人，这是历史赋予中医的重要责任，也是中医药图生存、求发展的必由之路。

11. 裘沛然先生说过："医学是小道，文化是大道，大道通，小道自然就容易通。"先生强调要做一名合格的医生，应有扎实的中医学基础，还要具备中国传统文化根底和有关的自然科学知识。中医学是自然科学与人文科学的综合学科，其内涵是科学技术与中华文化的结合体，中医药文化是中国传统文化的重要组成部分，两者血脉相连，不可分割。

12. 上海名中医张云朋教授在人生道路上遵循"唯物求是，以和为贵，精诚服务，皆在奉献"，他的座右铭是：宽容，至诚，创新，求效。

13.1975 年 4 月，蒲辅周老中医在临终前，告诫自己的儿子蒲志孝说："我一生行医十分谨慎小心，真所谓如临深渊，如履薄冰。学医首先要认真读书，读书后要认真实践，二者缺一不可。光读书不实践仅知理论，不懂临床；盲目临床，不好好读书是草菅人命。你要牢牢记住！我的一生就是在实践中度过的。"蒲老告诫后辈之言发自肺腑，令中医人猛醒，患者性命重若千金，患者是我们之衣食父母，诊病不是儿戏，一定要慎之又慎。

14. 名老中医吉良晨先生对医术的中肯之言："疗疾问病务必详全，处方遣药多以俭约，起沉疴于平淡之间，愈膏肓于常法之内。"此为吉老行医经验的高度概括，仁心仁术可见一斑。

15. 吉良晨老中医 1928 年 2 月生于北京，自幼父母双亡，由祖父与大伯抚养成人，他是满族人，先后拜四位名师学医，先后攻读《黄帝内经》《伤寒论》和《金匮要略》。新中国成立以后，当时21岁的吉良晨即接诊，行医60年，拯救患者无数，2010年1月谢世。生前曾为门下亲书《师训》曰："医乃仁术，以德行之。贫富不异，官民等齐。深研经典，把握今昔。临证切要，思辨有余。组方遣药，贵在灵机。幽冥一瞬，洞察毫厘。岐黄伟业，薪火传递，杏林沃土，亟待耕犁。传承发展，前后为序，愿君努力，扬我中医。"吉老《师训》言语诚恳，发自肺腑，从中可看出一代名医之愿景，望后学者践行之。

16.国医大师任继学教授长期工作在中医药一线，他15岁拜师学医，20岁投身革命，参加解放战争发挥专长，救治伤员，这一干就是60年。他是中医事业的捍卫者、继承者，又是中医学术的开拓者。在他眼中，中医学是自己的生命，拯救民众病痛是自己的责任，他用真情对待中医事业，用大爱对待病患。他是中医药星空中一颗永远闪光的医星，让人仰视。任老常说："60岁才是行医的开始。"我们对这句话的理解和认识还要通过任老的话来理解。任老说，认识中医，需要结合大量的临床实践、大量病例，需要几十年从正反两个方面总结经验教训、总结治愈率，不断改进治疗方法。唯有如此，才能体会到中医的精髓。中医是一个博大精深的完整体系，有些理论不是年轻时就能悟懂，大多数人60岁以后才能全面掌握中医理论。任老终身与书做伴，认为书读百遍，其义自见。任老将好多部经典医籍读烂了，不得已就用糨糊粘住，他对《黄帝内经》《本草纲目》用心最勤。先生告诫弟子们说："中医学无止境，60岁前别乱说话。”任老医德高尚，他诊病主张应尽量用有效且便宜的药品。先生一生为中医事业精勤不倦，为弘扬中医文化孜孜求索，中医是先生之生命灵魂，其为中医奋斗之精神将永留人间并激励中医后学。

17. 国医大师唐由之先生认为，做学问和做人一样，要做到内方外圆。所谓内方，即指严守原则，坐端行正；所谓外圆，即指遇事要讲策略。在做好缜密周详准备的基础上敢作敢为，积极进取。

18. 承德市中医院潘树和认为，做合格医生就要有高尚的医德、精湛的医术、艺术性的服务，三者缺一不可。他主张做人要眼界开阔，胸怀宽广，善包容，在困难面前坚韧不拔，勇往直前，失意时不消沉，得意时不自傲。他强调人与自然和谐，人际关系和谐，人与身体和谐，将患者的病治好是医生最大的心愿。他集先贤之大成，广采博取，温故知新，学用结合，施于临床，效不胜收。诊治疾病重视“三性”：认识疾病的整体性，治疗疾病的综合性，预防疾病的主动性。治疗慢性病、疑难杂病重视气血的调整，认为气血是人体重要的物质，任何疾病无不涉及气血，它能反映疾病轻重，病情长短。治疗疑难病立论于“久病多瘀，久病多虚，久病及肾”。他志远心旷于中医伟业，把解除病人的痛苦作为最大的追求，把治愈病人作为最大的快乐。名医们的医德医术是中医事业的参天大树，是一道亮丽的风景线。向名医看齐，就是在风浪中借助名医们的经验，共同抗御社会生活中的“沙尘暴”，保护中医这一片绿洲。

19. 关幼波老中医行医 60 多年，擅治肝胆病，为中医治疗肝病之大师。他重视气血辨证，重视痰瘀论治。他认为看病要透过现象看本质，只要抓住病理变化实质，许多疑难顽症便可以药到病除。关幼波告诫自己的学生说："不要把中医当成职业，要把中医当成事业，不断进取，发扬光大。"他选学生的标准是是否热爱中医事业，他认为只有热爱才能谈得上深入继承研究和发扬。关老常说："医乃明医，儒乃达儒。"此"明医"非"名医"，他教导学生要淡泊名利，做一个明白事理、掌握心理、精通医理的医生。他生前一直倡导"以岐黄济世，以仁爱救人"的行医之道，深得人们的敬重。

20. 范文虎是 20 世纪 30 年代名医，他赠门徒的条幅很有深意："诊脉需静心体验，立方要先求和平，不可胆小，尤不可大意，勿以病小而玩忽，勿以病重而退缩，务求吾心之所安，于理不错，自然于人有济。""医道虽小，人命关焉，常有不足之心，自有日进可观。若稍有自满，非吾所望于尔焉。"

21.《易经》是研究生命乃至宇宙运动变化规律的大学问，"医者易也"，此"易"非容易之谓也。中医学博大精深，内涵玄妙，宜细细体悟，终身修之。

22. 河北省中医药科学院曹东义教授认为中医是一个"易学而难精"的学问，要想精通中医学，把其中的道理说清楚，能够融通古今，符合科学的要求，能与西医的理论相互沟通，那就困难了。他还认为，经验积累是一个中医成长的必由之路。解决不了群众疾苦的"空头理论家"不是合格的中医，老百姓也不买你的账。他认为，中医自古以来就是一门“寿亲养老”的实用技术，也是一门“化毒为药，变废为宝”的智慧之学，是一种“道术并用”的大学问。曹东义教授语重心长地告诫学生说：“传承中医，事关战略。”

23.2011年春节前夕，国医大师邓铁涛先生在给予年轻中医勉励时，谈到中医的文化核心是和谐。他说：“中华文化的核心是和谐。老子《道德经》主张自然界的和谐，佛教倡导人类的和谐，而孔孟文化的核心是社会的和谐……社会需要和谐，人体也需要和谐。中医的精髓就是促进身体的和谐，中医的文化核心也是和谐。中医属于中华文化的一部分，是博大精深的中华文化给了它不断发展的动力……只有对中华文化进行深入了解，才能理解中医，才能运用中医更好地为患者服务。”

24.恩格斯说：“科学发展的过程就是不断告别谬误的过程。”对传统医学的正确态度就是，持科学态度，大胆地去质疑、综合和创新。

25.中医看病有疗效，人民需要它，社会离不开它，这就是中医扎根的土壤。中医是中华文化的瑰宝，是中华民族繁衍生存的保护神，振兴中医人人有责，捍卫中医当仁不让。

26.我国心脏外科事业的开拓者、清华大学第一附属医院院长吴玉清说：“医生最大的快乐就是病人的快乐。医生用毕生的精力和奉献使患者生命得以延续，家庭因此而完整，医学因此而发展，社会和生命因此而变得更加美好，这是医生所注重的真正有意义的快乐。”吴清玉说：“医生和其他职业一样，有时可能会犯错误，但是医生的有些错误可能造成无法挽回的影响。医生的职业决定医生必须首先是个好人，医德和医术实际上是密不可分的，医生的技术水平和医生所处的社会环境、医学教育以及个人修养有关。”他说：“对别人评价自己的工作，医生不必太在意，关键是医生应该脚踏实地做好自己的工作。能否给患者带来最好的疗效和最大的帮助，能否时刻考虑到患者的安危才是最重要的。”他说：“人的精力有限，一个医生如果太功利就不可能把太多的心思用在治病救人上，就会给患者带来危害。”

27. 湖南名医刘炳凡（1910—2000 年）生前医术高明，治学严谨，终生研究脾胃论，对后学有激励作用，为医道中之大医。刘老学医“五字经”即：①从师要讲“诚”，对医道要诚，对学问要诚，对师要诚；②求知必讲“勤”；③临证要讲“精”，精于求理、精于立法、精于组方、精于择药；④为医勿忘“德”；⑤立业贵在“专”。

28. 湖南名老中医刘祖贻先生为人恬淡自然，知足常乐。他常说，做事需有入世之心，做人当有出世之心。用入世之心做事，积极努力，就会觉得充实、踏实；用出世之心做人，则能淡泊名利，少烦恼，无忧虑，自得其乐。

29. 国医大师裘沛然先生认为做一名合格的医生，除了认真奠定中医基础外，还要有中国文化和有关的自然科学知识，其中特别强调必须具备厚实的中国传统文化根底，这样才能在医疗实践和辨证思维中将多种知识融会贯通，才能在多学科知识的渗透与交叉中悟出真知灼见。他认为中医学是自然科学与人文科学的综合学科，其内涵是科学技术和中华文化的结合体。故在掌握藏象、经络、病机、治则的基础上，还必须通晓我国的哲学、文学、历史等知识，才能全面掌握中医学术。所以《黄帝内经》有医者必须“上知天文，下知地理，中知人事”的明训。

30. 国医大师裘沛然教授认为医学就是人学。世界上人是第一可贵的，无论做什么工作，首先要做好人，这是一切事业的根本。先生在长期的医疗实践中，逐渐发现心灵疾病对人类的危害胜于身体疾患。先生认为医学是一种仁术，只有有德之人才能尊重生命的价值和患者的尊严，具有敬业精神才能对病家高度负责，大医精诚，拯救患者的生命。

31. 安徽省名老中医张琼林先生一生行医的座右铭：“气忌燥，言忌浮，才忌露，学忌满，胆欲大，心欲细，智欲圆，行欲方。”

32. 南京中医药大学临床大家沈凤阁先生（1925—2010年）一生谦恭，低调处世，不事张扬，功著而名不彰，先生有诗云：“不惹烦忧不追名，自寻乐道子安平。清风友伴随来去，明月神交简送迎。试学新潮知识浅，漫吟古籍韵味深。天高海澜云舒卷，水岸啸傲信步行。”先生心底无私天地宽，平平淡淡生活，认认真真做人，是先生的真实写照。

33. 中医内科专家俞长荣先生被人们誉为“国医风范，一代楷模”。先生论治谈话之语启人心思，耐人寻味，摘录数则以勉之。“继承与创新并无矛盾，继承是永远的，任何科学都是如此。继承包含着创新，创新的基础在于继承。”“保持和发扬中医特色，首先是继承，既要从思想上认识提高，又要努力钻研，不断实践。”“一纸处方实际上是医者理论基础、诊治知识、临证构思、遣药技巧的综合产物，看似寻常，其实大有学问。”“疾病有病性、病位、病程的不同，药物有性能、作用各殊，它们之间如何有机联系，才能更好地调和其所宜，则有很多学问。”“对病人要有感情。”“作为医生，能解除病者痛苦，使他们从病魔中摆脱出来，就是最大的满足。”先生晚年回顾一生慨然叹道：“一己能力有限，难以尽如人意，但出于真诚，尽心尽力，自觉无愧于心……”

34. 作为一名医生，要学会站在患者的角度去思考问题，用爱人之心对待患者，要学会宽恕每一位貌似难以相处的患者，要明白患者的病情有时候是说不清楚的，学会“倾听”患者没有说完的病史，宽恕和谅解患者因不懂或焦急脱口而出的言语。用心听完患者的诉说，是医患互相尊重的基础，是赢得患者和家属的信任、发展良好医患关系的基础，医患要互相尊重、互相谅解。

35. 国医大师方和谦先生精通经典，旁及诸家，崇尚脾胃学说。他在传承“补土派”的基础上提出“虚人病表健其中”，重视“保胃气”诸法则。同时强调：“凡养生者、治病者，无不以脾胃为根本，治疗诸脏虚损，注重温补、培中、升清阳三法。”方老主张“读医书要在理解中求变化，在变化中求发展”，“读书要活，不可死于句下，要读活书，活读书”。

36. 国医大师何任先生在庚辰年（即 2000 年）自撰和手书一幅诗联，上联是“论人宜多恕”，下联是“处事当贵宽”。从中可让人们体会到和谐社会应重视“宽恕”二字，这是至关重要的。

37. 国医大师何任先生对“名医”的看法：“名医是指那些在一定时期和范畴内，为行业内外公认的医学理论功底深厚，医术精湛，医德高尚，有相当社会影响和知名度的临床专家。”

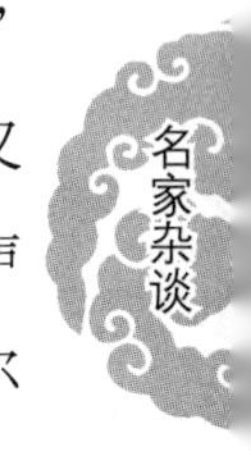

38. 彭祖曰：“凡人不能无思，当渐渐除之，人身虚无但又游气，气息得理百病不生，道不在烦，但能不思衣食，不思声色，不思胜负，不思得失，不思荣辱，心不劳，神不疲，但尔不得延年。谋谓过当，饮食不节，养成大患。”

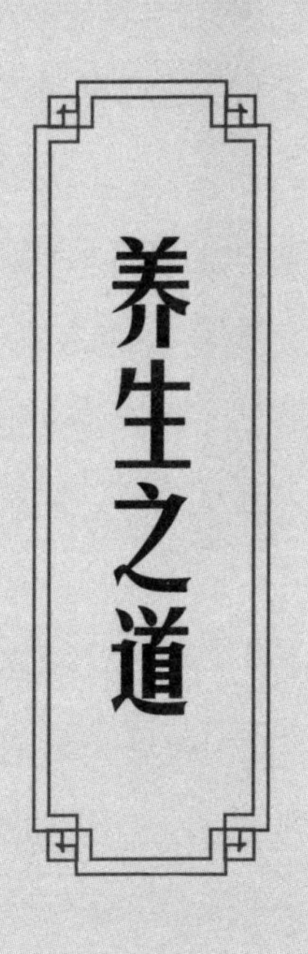
养生之道

养生思想

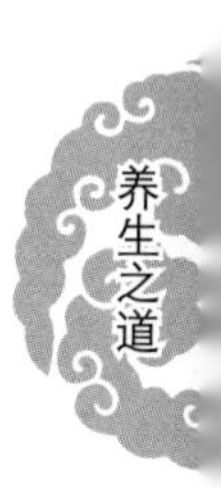

一、中医养生观点

1.“一阴一阳之谓道”，人体气血阴阳协调平衡是健康的标志。

2. 适令进补，护胃为要务，不可滥补，以免碍胃，或致五脏失调。中医有“有胃气则生，无胃气则亡”之训，其义深矣。

3.《灵枢·岁露》谓：“人与天地相参也，与日月相应也。”中医认为人与自然界关系密切，自然界四时气候温热寒凉的变直接影响人体气血的分布，《素问·四时刺逆从论》：“春气在经脉，夏气在孙络，长夏气在肌肉，秋气在皮肤，冬气在骨髓中。”同时人体气血运行与盛衰，不仅随四时气候的更替而变化，而且与日照之强弱、月廓之盈亏相应。

4. 中医认为，精、气、神为人身三宝。精为形体之本，生命之源；气为生命活动之推动力和调控力；神为生命的主宰及总体现。正如《类证治裁》所谓：“一身所宝，唯精、气、神。神生于气，气生于精，精化气，气化神。故精者气之本，气者神之主，形者神之宅也。”

5. 修养之目标：为人忠厚，坦诚相待，平等待人，胸襟豁达，淡泊名利，宠辱不惊，乐善好施，心口一致。

6. 养浩然之气于风云变幻之际，修君子之风于生存琐细之处。

7. 中医辨证是建立在整体观念上的，包括阴阳气血、五脏六腑等，阴阳平衡是临证用药的出发点和最终目的，因为阴阳平衡是身体健康的标志，故中医谓："阴平阳秘，精神乃治。"

8. 中医认为，人之一身，不外阴阳；阴阳二字，即是水火。水火二字即是气血，气为阳，血为阴，气为血帅，血为气母，气主煦之，血主濡之，阳气对气血的运动起着主导作用，气行则血和畅，气滞则血瘀，血瘀则气愈滞，气机调畅则可维持机体正常的生理活动，人体在正常情况下，阳气、阴血运动和谐，气血流畅，五脏安和，自然天人合一，百病不生；一旦气血失调则百病丛生，临证若以气血为纲，调畅气血，则纲举目张。

9. 中华传统文化的精华就在于贯穿万事万物之根本的一个"和"字，这个"和"字可解释为"和平、和谐、和解、和睦、和乐、和美、和悦、祥和"等等。中国医药学是中华传统文化的瑰宝，被人们称为"中和"之道，"中和"之医，人与天地之和谐，五脏六腑之和谐，人与人、医与患之和谐，此乃中医之大理，故有"阴平阳秘，精神乃治""正气存内，邪不可干""天人合一""人乃宇宙之小天地也"之谓。医和则医术高超，身和则血脉通畅，心和则宁神安详。

10. 中医学是在中国传统农耕文化环境下产生和发展的医学，农耕文化的特点是接近生活、个性化、天人合一，人是天地之一物，医学的本质是人文医学，它以提高人类生命质量为关键。

11. 中医“治未病”的核心是预防疾病的发生。中医治未病理论和实践被世界公认为“最先进、最超前的预防医学”。有学者提出，每个人要学会储蓄健康，为了健康长寿，你得不断在人生的银行里储蓄健康财富，要存入健康的生活方式，存入健康的心态，存入有利于健康的运动，还要存入健康意识、健康智慧、健康知识和健康能力。

12. 中医为“中和之道”，中医治病讲究“和”，这是中医最大的价值取向，而这种价值取向经过几千年的证明是有效的。中医看重事物的功能和关系，即意象；西医看重事物的形体和结构，即物象。在处理具体问题时中医使用意象整合的方法，其优势在于整体考虑问题；西医则用还原分析的方法认识问题，其优势在于精确。但是人不是一架简单的机器，人的生命活动是极其复杂的，人体是一个复杂的系统，中医治病整体考虑人的生命本身、人与自然的关系及人的人文社会属性，中医思维是非常先进的科学思维。这就像人们常说的那样，中医是治得病的人，西医是治人得的病。

13. 中医养生贵在“天人合一”，顺应四时阴阳变化，通俗一点讲，就是一个人，该睡时就要按点睡，晚上最好在十一点之前睡，早晨七点之前起床，中午稍休息一会儿可以缓解疲劳，该吃饭时必须吃，若有小恙，三分药七分调养；饮食不贪嘴，再好的东西也不多吃，再次的东西不能不吃，百无忌口，狼吞虎咽最不好；酒少饮不贪杯，戒烟最要紧，顺其自然得正气，方能健康长寿。

14. 中医有很多疗法属于自然疗法，如针灸、推拿、点穴、茶疗、浴疗、足疗、药膳等，都是简单易行的治疗手段。掌握这些独特的疗法，方便应用。

15. 祖国医学认为，捶背可以行气活血、舒经通络。脊背是督脉所在，脊柱两侧为足太阳膀胱经，督脉和膀胱经上分布有穴位，这些经穴是运行气血、联络脏腑的通路。捶打可以刺激这些穴位，能促使气血流通，调节脏腑功能；通过局部刺激可以调整全身血液循环，增强内分泌与神经系统的功能，提高机体免疫力和抗病能力。

16. 对于一些慢性病，除了配合医生服药治疗外，还要做到“专意保养”，也就是说还要做到清心，戒除忧郁、急躁、恐惧等不良情绪，这样疗效才佳。著名医家李梴对于肺痨病人的调养讲得具体而实用，对慢性病的调养有借鉴意义。他说：“不幸患此疾者，或入山林，或居静室，清心静坐，常焚香叩齿，专意保养，节食戒欲，庶乎病可断根，若不遵此禁忌，服药不效。”

17. 中医传统理论中有五色入五脏的说法，即黑色入肾，青色入肝，红色入心，白色入肺，黄色入脾。冬季进补时也可用笔者五颜六色方（青皮、佩兰、黄芩、紫草、白茅根、制何首乌、红花）增量制成膏滋，然后取阿胶 50~100g 烊化入药即可。阿胶可以肺肾双补，久服可健补大脑；五颜六色方药性平和，平补五脏无不良反应。此方法适合虚弱之人调补身体，还可收到美容效果。

18. 精、气、神是中华民族原创的健康理念，起源于先秦哲学与医学，概括了人体生存的基本要素。中医学认为，精、气、神是“人身三宝”，是生命的根本，是健康的基础，是活力的源泉。精亏、气虚、神疲必然导致疾病与衰老；精充、气足、神全必然促进健康与长寿。因此就人体而言，保有、充实、提振精气神，是预防疾病、维护健康、延年益寿的前提。

19. 要有一个健康的身体，就要重视对全身器官的养护，特别是对五官和五脏的养护，而其中重中之重是对心脑之养护。中医有“头为诸阳之会”“心主神明”之说。心宜静，脑宜清，人不能过急、过累、过虑，情志不能过伤。观察人健康与否重点看眼神，神足者精不亏，神少者精已伤。头发是健康的风向标，脱发人睡觉少，发干血已虚，因发为血之余，也谓血之苗，头发或白或脱或干就看自己该如何保养了。

20. 每晚用温热水浸泡双足，然后每隔 1~2 分钟再加入开水适量，以能耐受为度，至双足发红时用毛巾擦干，然后用手掌沿足心上下搓动至足心发热，坚持这样做可调节胃肠、帮助消化，也能促进血液循环，对心肺功能的保护有益。

21. 中医重视养生，古训有“养心莫善于寡欲”。男宜养精，女宜调经，平日减少熬夜，注意饮食有节，坚持以步代车、远房事，保持平和之心态，这样既可恢复健康，又能达到男人体健精壮、女人气血调和之养生目标。

22.“鸣天鼓”“压涌泉”治耳鸣、耳聋有参考价值。操作方法是，用两手掌紧按两耳的外耳道，用食指、中指和无名指轻轻敲击头的后脑勺（即后枕骨部位）发出的声音如同击鼓，可简称为“鸣天鼓”；两脚穿上鞋底薄一点的鞋子，在石头子上走路，刺激两足之涌泉穴，可简称为“压涌泉”。此法一则可以提高听力，醒脑通窍；另一方面调补肾元，防治头晕健忘、耳鸣耳聋等。

23.皮肤之保养，一定要顺四时，护阳气，不饮冷，不涉寒湿之地，不熬夜，运动适量，洗浴不可过多，在食疗方面可选择银耳、百合、葛根粉、藕粉等滋阴护肤，平日多食应季水果蔬菜，保持大便通畅，饭前适量饮水，冬不宜过暖，夏不可过凉，饮食顾护脾胃。

二、养生百家谈

1.陈竺指出：“每个人都要建立起对自己健康负责的意识，最好不要有病，有了病早期诊断、早期阻断，小病不要变成大病。”

2.著名中医专家马有度先生被人称为“三栖专家”：中医专家、科普专家、社会活动家。行医50多年，他一直抱有“我爱中医，我谢中医”的理念，全身心地投入工作中。他在《感悟中医》一书中说：“中医教我做人，中医教我做事，中医给我健康，中医给我快乐，中医使我幸福，中医使我成功。”他提出的健康四大基石是：心胸有量，动静有度，饮食有节，起居有常。

3. 龚望先生养生之道：无事则静坐，有福方读书。“静坐”“读书”是内省自察，体味人生，进而完善人格的修养方式和途径。

4. 北京中医药大学翁维健教授认为，人们常将养生保健活动称为“养生之道”或“养生之术”。“道”指法则、原则；“术”指具体的方法、手段，其特点是孕育在日常诸多行为之中。

5. 裘沛然根据自己长期临床观察和体验，认为养生贵在“全神”，最重要的是养心。他创造性地提出了养生“一花四叶汤”，一花，即指身体健康长寿之花；四叶，即一为豁达，二为潇洒，三为宽容，四为厚道。

6. 围棋大师吴清源百岁得益于养心养气，他的长寿秘诀为：忌大喜养心气，莫生气养肺气，食清淡养胃气，常咽津养肾气，常食赤小豆养心，常按揉太冲穴养肝，食土豆健脾通便，多食白色食物养肺，多喝粥养胃。

7. 名医张普梅先生长寿之道为双耳保健方法，即每天清晨起身后，用右手从头上引左耳 14 下，复以左手从头上引右耳 14 下。张老说持之以恒用此法能令人头发不白，耳不聋，身轻脑健，强身祛病葆青春。

8. 李连达院士认为中医在养生保健、提高生命质量、延长寿命、治未病方面优势突出，在慢性疾病、功能性疾病、神经精神疾病、急慢性传染病以及心脑肝肾等各类常见病、多发病等防治方面，有着自己的特色和确切疗效。他认为中西医应该“长期共存，优势互补，有分有合，共同发展”。

9. 中医专家樊正伦在谈到神农尝百草时讲道，我们的祖先为中医药的发展，付出了生命的代价，他说：“中医不同于西医，中医不是治病而是治人，两者产生的文化背景不同，治疗的机理也不同。”谈到中医与西医的关系，他同意费孝通先生的话，即“各美其美，美人之美，美之与共，天下大同”。谈到如何养生时他说：“应顺四时，节饮食，调情志，慎医药。”

10. 百岁国学泰斗饶宗颐先生的治学态度：“守株待兔”“弛张有度”。他说：“和那些总在追逐机会的人相比，我更愿意坐在树下，一面做准备，一面等待机会，只要兔子出现，就以最快的速度扑上去。”从养生角度来看饶老养生，做到用脑一张一弛，这不失为一种调节生理、心理的智慧选择。人们说饶老有三心：好奇心，童心，自在心。他说人过于固于物欲是自造了障碍，自在心即像观世音一样有定力，有智慧，有忍耐。饶老从 14 岁就学静坐法，早睡早起做学问，累了就休息，饮食不过饱。

11. 足部疗法在我国民间盛行数千年，唐代医家孙思邈就提出过“足下暖”的观点。民间总结出的生活俗语中就有以下内容：“树枯根先竭，人老脚先衰”“春天洗脚，升阳固脱；夏天洗脚，暑湿可祛；秋天洗脚，润肺肠蠕；冬天洗脚，丹田温灼”。

12. 祖国医学的摄生思想是宝贵的文化遗产，邓铁涛老中医将其总结为：积精全神，永葆青春；注意养神，调节七情；珍惜精气，节戒色欲；保护脾胃，饮食有节；重视运动，勿使过度。

13. 北京中医药大学东直门医院姜良铎教授“健康六字诀”即：少吃、多动、早睡。少吃，根据年龄段确定饮食量，以年轻人为参考系数，40 岁前可吃九分饱，40 岁后吃八分饱，50 岁后吃七分饱，60 岁后吃六分饱，当然也要根据活动量、体重情况和平日脾胃情况而定。多动，适当运动有助健康。早睡，子午觉是其他方式难以取代的，子午之时，阴阳交接，极盛极衰，气血阴阳极不平衡，必静卧，以候气复。

14. 北京大学教授、著名学者季羡林先生的养生秘诀是：饮食上清淡，思想上无负担。他说：“凡是觉得好吃的东西要少吃一些，不感兴趣的东西也吃一点。饮食上清淡，心理没负担，胃口自然好，吃进去的东西就能消化，再辅以腿勤、手勤、脑勤，自然百病不侵了。”

15. 李时珍主张，人步入中年后要注意保护胃土冲和之气，他赞同“每日起，食粥一大碗……盖粥能养胃气，生津液也”。

16. 著名中医家严世芸教授谈到养生之道时主张：豁达、潇洒、宽容、厚道、淡泊。他说：“淡泊做学问，不要刻意追求名利，名利都是水到渠成的事，刻意追求只能把人的品质搞坏了。”

17.20 世纪 50 年代，周恩来总理在与日本友人谈话时，曾高度评价太极拳。周总理说：“太极拳是中国的一种优秀传统文化，内涵十分丰富，充满哲理，与中国传统医学有着血缘关系。太极拳是一项极好的健身运动，可以强身健体，可以防身自卫，可以陶冶情操，也是一种美的享受，给人们带来情趣和幸福，延年益寿。”

18. 法国一位临床医生说过：“运动可以代替药物，但是任何药物在任何时候都不能代替运动。”

19. 清代医家费伯雄在论述饮食失节、脾伤病生时谈道：“人非脾胃无以养生，饮食不节病即随之。多食辛辣则火生，多食生冷则寒生，多食浓厚则痰湿俱生，于是为积聚，为胀满，为泻痢，种种俱见。”

20. 全国著名老中医陆广莘教授在谈到老年如何养生保健时说，老年人经常被笼罩在当前的疾病恐惧之下，频频检查和吃药。殊不知，老年人每隔 10 年，肝肾功能就要衰竭 20%~30%，不断用药只会加速老年人机能的衰竭进程。他告诫，要相信人的生命力、注重机体自我痊愈的能力，保持良好的心态，这样即使带病亦可延年。他还以身说法，告诉大家自己养生之道的关键，就在于能保持良好的心态。

21. 中国保健协会副理事长吴大真教授提出“保健要生活化，生活要保健化”，吴教授这个观点的意思是：要将日常保健和生活融合在一起，将按摩、运动、饮食、心理保健意识贯穿到生活的方方面面。她认为，人到 60 岁以后，不是养老而是养生，要养生保健、养护生命、保护健康、促进健康，而在养生保健方面，只有中医药有很好的疗效和确切的事实。

22. 苏州名医王慎轩先生认为喝茶可明目、清心、抗衰老，平日提神，夏可解暑，有益健康。老年人饮茶，最好早晨泡好饮用，以后续饮续添水，至睡前已很淡，不至影响睡眠。他自己数十年坚持清晨空腹一杯浓茶，茶后散步，保持身体不胖，精神振作。

23. 重庆医科大学马有度教授主张锻炼身体要适量，他说动要适当，静要得法。在日常生活中动与静要有机结合，正如古人所告诫的那样“养生要善于习动”。但习动的关键是“动要适度”，过量运动对身体有害。同时养生要“善于习静”，习静之关键在于“心神专一”，“心神专一”就是养生要练入静，调养身体也要注意清心、静心。他引用全国百岁老人苏局仙的话说：“人的养生只有动静二字，动静结合，劳逸相济。”

24. 生命一词可从两方面来理解，一为生，一为命，“生”是万物的物质基础，是生存，是活力；“命”是信念、灵魂、价值观。

25. 中国传统养生之道的“延年益寿”之法，称为“卫生”“养生”“厚生”“道生”。“卫生”是保卫生命之意；“养生”是养护生命之意；“厚生”是厚待生命之意；“道生”则是要求以上诸法皆要遵守一定的法度。《道德经》谓“人法地，地法天，天法道，道法自然”，告诫人们要遵循自然界和宇宙的规律。所谓“养生”就是根据生命规律，采取养护身心，保持和增进健康，减少疾病，以延年益寿的一种措施，也就是相当于现代医学中所谓的“保健”活动。

26. 人应该敬畏自然，与自然和谐相处，因为人类从自然的恩赐中获得治病强身的药物，人同样又从大自然的伟大玄妙之中感悟到生命的玄机和奥秘。

27. 南宋爱国诗人陆游重视养生，享年85岁。他说："天下本无事，庸人自扰之。"天下的许多麻烦事是人们自己造成的，麻烦的根源是人们自己。他说："吾身本无患，卫养在得宜，一毫不加慎，百疾由所滋。"他认为人们身上的疾患本来是可以预防和避免的，只要卫养得宜，时时事事谨慎，就可以不患病。

28. 人如何养生呢？中医认为，首先要保持内心的笃定，要懂得"精神内守，病安何来"之道理。内心要笃定，身体要活动，养"神"与养"形"相结合，动形以怡神，这就叫形神兼养。养生之道，包括养身与养心，一定要身心兼养，且重在养心，这就是古人所说的修性以保神，安身以全心。

29. 原上海市第十人民医院核医学科主任吕忠伟教授提醒，工作压力大、经常觉得郁闷易怒的人很容易使甲状腺生病，平时不食过期变质食品，多吃具有消结散肿作用的食物，包括菱角、油菜、芥菜、猕猴桃等，多食具有增强免疫力作用的食物，如香菇、蘑菇、木耳、核桃、薏苡仁、红枣、山药和新鲜水果。

养生方式

一、饮食

1. 中医早有论述，饮食要有节制。中医有喜食为补之说，喜食者，说明体内需要此物，可以适当多食一点。膏粱厚味少食有益，多食有害；凡食美味宜少，不宜集中食用；善食者少食一口，不喜食者食一口；新鲜从未食用过者，可尝上一口；稀粥面汤可适当多喝一碗；应季蔬菜适量多食，反季蔬菜、水果少食为好。肿瘤病人忌食蟹肉、蛇肉，忌食补品。此为生活一般常识，不可忽视。少量适度饮酒有利健康，食海鲜时少饮白酒有杀菌消毒作用，酒可活血，对心脑血管有保护作用，过量饮酒会损害身体。

2. 中医学认为螃蟹性寒，食蟹时需用生姜，或紫苏及米醋佐之，体质虚寒及对蟹过敏者忌食。痛经、哺乳期妇女暂时忌食，以免对身体产生不良影响，食蟹时可少饮酒。

3. 平日适当食用虾皮、黑木耳，可以有效地预防肾结石，取 20g 虾皮用清水浸泡洗去盐分，黑木耳 15g 温水发开，然后做汤食用，日 1 次，长期食用有益，若每日食核桃仁数枚，效果更佳。黑木耳被誉为肠道清道夫，有清除进入肠道重金属的作用。

4. 五谷可养五脏：大米润肺，黑豆养肾，小米养脾，高粱养肝，小麦养心，经常食之可养五脏。

5. 大酒伤身宜戒除，小酒少斟益身体，老人少饮通血脉，年少饮酒常惹祸，壮士壮胆酒践行，海鲜饮酒防腹泻。

6. 取荸荠 50g，洗净削去黑皮，与木蝴蝶 10g，同煮熬汤 15 分钟，出锅后待汤不烫时，吃荸荠喝汤，日 1 次，连用 5 日可治咽喉疼痛。

7. 家庭平日吃肉食坚持“三七原则”有益健康。烹饪前颜色发红的肉如牛、羊、猪等称为红肉，烹饪前颜色发白的肉如鸡、鸭、鱼、兔等称为白肉。红肉含饱和脂肪酸多，吃多常易引起血脂异常，诱发心脑血管疾病；而白肉正好与之相反，含不饱和脂肪酸，可保护心脑血管，红肉中铁、维生素 B_{12} 含量等比白肉丰富，但若平时买三成红肉七成白肉食则有益于健康。

8. 白萝卜 50g 切片或切细丝，加入蜂蜜 3 勺食之，对前列腺炎有治疗作用，白萝卜有清热解毒、凉血止血的作用，尚有较强的杀菌功效；蜂蜜可以调节男性内分泌功能，改善和促进前列腺的新陈代谢，若将白萝卜用蜂蜜浸泡后焙干，做零食吃也很好。

9. 饮茶有讲究，爱上火之人可喝绿茶；平日手足冷易感冒之人可饮红茶；心情抑郁，情绪低沉者可饮花茶；口咽干皮肤不润者可饮乌龙茶。饮茶时间：头杯茶宜在早饭后 1~2 小时饮用，第二杯茶宜在午休后 1~3 小时品饮，第三杯茶不添新茶晚饭后稍饮为宜。不宜饮茶人群为失眠族、心动过速之人、肾衰浮肿之人、孕妇，慢性病人喜饮茶者宜饮淡茶。

10. 关于饮茶的养生保健作用，明代以前的众多茶书和医书均有记载，至明代李时珍撰《本草纲目》时已较为系统和完整，这些书籍对于茶的利弊均有清晰的认识。综合明代医书和茶书，归纳茶的养生功效主要有：祛眠少睡、止渴生津、消食下气、延年益寿、轻身换骨、益思爽神、醒酒解酒、清热消暑、通便、疗饥等。

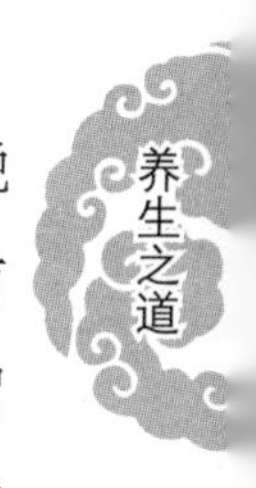

11.《法制晚报》载文称“女人吃藕气色好”，俗语常说“莲藕一身宝，秋藕最补人”。多吃莲藕对改善女性气色大有裨益。生藕清热除烦，适合因血热长痘痘的患者。熟藕有养胃滋阴、健脾益气、养血的功效，适合因脾胃虚弱、气血不足造成的肌肤干燥、面色无华。在秋天，吃点凉拌藕片，或煲一锅莲藕排骨汤都是不错的选择。

12. 秋葵是一种含糖量很低的蔬菜，又富含可溶性膳食纤维，可阻止碳水化合物的消化，延缓糖的吸收，对糖尿病病人有好处，食秋葵尚能通畅大便，对习惯性便秘有益。

13. 现代很多人工作节奏快、强度大，经常会憋尿。憋尿对身体有害，易导致排尿性晕厥，还会导致尿毒症、结石等病症。东南大学附属中大医院泌尿外科陈恕求副主任医师建议说，白天应该多喝水，多喝水才会正常排尿，这样不仅能排除身体内的代谢产物，而且对泌尿系统也有自净作用，还能提高女性尿液酸度，预防女性泌尿系统感染。

14. 李时珍在《本草纲目》中对酒之利害做了客观的描述："酒，天之美禄也，面曲之酒，少饮则和血行气，壮神御寒，消愁遣兴，痛饮则伤神耗血，损胃亡精，生痰动火。"现代医学认为，少量饮酒能舒张血管，加强血液循环，能兴奋精神、解除疲劳，刺激胃壁增加消化液之分泌，增进食欲。

二、睡眠养生

1. 养生妙招一二三：每天睡一个好觉，每天开怀大笑两次，每天散步运动 30 分钟以上。方法极简便，坚持有效验。

2. 每晚睡前用手心的劳宫穴揉搓足心的涌泉穴，使两穴发热，有清泻心肝之火的作用，可明显改善睡眠，方法简单，不妨一试。

3. 夜 11 点至凌晨 1 点为肝经当令的时间，肝脏的排毒需在人熟睡的情况下进行，即《黄帝内经》的"人卧则血归于肝"，因此早睡有护肝保肝的作用，早睡有益健康。

4. 失眠病人要力争做到定时休息，不能晚起床；睡前尽量少用脑；睡前或起床后适当运动；下午不饮茶。这样动静结合，大脑功能得到调整，有利于改善失眠症状。

5. 现代医学认为人类睡眠周期是由大脑控制的，午间小睡能保护人体的正常生物节律。午休是自然睡眠周期的一部分，适当的午休能舒缓心血管系统，降低人体紧张度，以利体内阴气的正常生长和积聚储存。午休时间以 20~30 分钟最恰当。晚上睡眠不宜太晚，宜睡"子时觉"。"子时"是人体经气合阴之时，“子时觉”有利于养阴、有利排毒，劝君晚间少熬夜，睡好“子时觉”，这是养生妙道。

三、情绪调摄

1. 调整心态以适应生活环境为第一要义，坚持体育锻炼为健康的基本要求。

2.《生命时报》载文：“好心情是最好的消炎药。”美国加州大学伯克利分校研究者选取了 200 名志愿者，让他们记录自己一天的积极情绪和喜悦等，同时观察积极情绪如何影响他们体内的炎症水平。结果发现，那些最快乐的人，体内的炎症水平较低，积极乐观的情绪对健康和长寿有十分重要的作用。

四、运动

1. 每天快步走 1 小时能预防糖尿病。减肥秘诀：少食一口饭，多走一步路。即每顿八分饱，每天增加户外活动 20 分钟。

2. 运动需持之以恒，每天活动不少于半小时，这是因为连续性运动的主要能源是脂肪，而瞬间爆发性运动的热量是糖类。肥胖之人消耗体内脂肪最有效的运动是有氧运动，包括快速步行、慢长跑、登楼梯、长距离游泳等。

3. 生命在于运动，生命在于静止。四肢需活动，心灵需宁静，动静结合为长寿之道。运动要适度，锻炼应因人而异。运动后有小汗出、腰不酸、腿不痛为适度。若活动后大汗淋漓、气喘吁吁、头昏心慌，这样不是养生，而是自残身体、有害健康。

4. 坚持散步快走、健身跑步等强度的有氧运动锻炼，可消耗的能量主要来自脂肪和糖的氧化分解。锻炼需循序渐进，量力而行，并持之以恒。若再配合饮食调节，减少热量摄入，临床观察可明显减低高血压病患者血压及血脂水平，各种运动要让心率控制在 100 次 / 分为宜，运动量要逐渐增加，并以耐受为度，饮食以清淡为主，适当多吃水果和蔬菜；少吃动物性食物、油炸食品和烧烤类食物。大量文献报道也证明，运动锻炼和训练能起到降脂、降压的效果，规律性的有氧运动锻炼可显著改善高血压病患者的血压、血脂、体重等指标。

五、季节养生

1. 春夏宜少食生冷以护阳气，秋冬宜保暖以护阴气。因人处天地之间，春夏人之表阳盛而内阳虚，食凉则伤人阳气；秋冬人之表阴盛而内阴虚，适当保暖则阴精自护。宋代欧阳修谓“以自然之道，养自然之身”，此之谓也。此论若不明者，可读清代张志聪《黄帝内经素问集注》一书中对“春夏养阳，秋冬养阴”的注解，其义自明。

2. 夏季高温对人体影响很大，暑热易伤气，可用人参 1g 或西洋参 2g 或太子参 6g，选一种即可当茶饮，日 1 次，可谓“雪中送炭”，亦可根据体质饮用生脉饮，效果可靠。服用方便，为夏热必备。

3. 三秋养生需注意：初秋保健重在护脾胃，中秋保健重在滋阴润燥，晚秋保健重在防寒保暖。简便易行的方法是：吃热饭，喝热水；夜深关闭门窗，防贼风袭人；晚间温水泡脚，早晚注意增加衣服；多事之秋贵养生。

4. 人在秋冬季要注意养生，以调养身体，适应秋冬气候之变化，春夏季要适时加减衣服，少食冷食，远离空调，以适应气候之变化。

5. 秋冬季节是一年进补的最佳时机，选用膏方是可行的方法。膏方不同于其他补药，在治疗症状时也要注重身体的调理，从而做到有病治病、无病预防。近代名医秦伯未先生认为，膏方不仅能治病也能滋补身体，既疗虚又治病，他说："膏方非单纯补剂，乃包含纠偏祛病之义。"膏方的熬制可将患者服用之中药进行调整后取 7~10 剂集中煎煮，取汁 3 次后进入浓缩程序，一般情况下让所煎药汁缩减一半即可用纯正阿胶 200g 放入烊化即收膏，放阴凉处或放冰箱冷藏，每次食用 1~2 汤勺，日 2~3 次，用热水冲开即可服用。1 剂好的膏方或称膏滋有四大关键点：处方、配药、制膏、收膏。

6. 进入冬季可以适当吃些对身体有益的梨与白萝卜，梨生食能清六腑之热，熟食可补五脏之阴。梨确是果中佳品，有润肺清热、养阴生津等作用。老人、儿童燥咳吃熟梨有止咳之功，亦可煮梨水或熬米粥时加入梨。白萝卜生吃有清热生津、凉血止血、化痰止咳之功效。白萝卜熟食用或与羊肉做馅包饺子食用则有补脾和胃、消食下气之功效。

7. 中医认为冬三月是"生机潜伏，阳气内藏"的季节，对于老年人的虚证和慢性病可利用冬季进补，冬季进补的目的是通过调整人体的气血阴阳，达到扶正祛邪、疗疾延衰的目标。冬季进补可分五类：平补、调补、清补、温补、急补。平补药性平和，无寒热之偏，可以补气养血、调整阴阳，适合应用于平时保养或一般的体质虚弱者；调补用于消化呼吸功能减弱，即脾胃虚弱者，稍有不慎就有腹痛腹泻；清补则补中兼清，适用于体虚而有内热者，或见于热性病后期体质虚弱者；温补用于平素阳虚之人；峻补又叫急补，主要用于体质极虚弱之时，如大出血、大病后、手术后、肿瘤放化疗后、妇人产后等，此时如能适时进补，既可及时补充人体的气血津液，抵御严寒侵袭，又可使来年少病或不生病，达药半功倍之效。

8. 中医有寒从脚下生之说，要想身体健康，一年四季都要注意脚下暖，这样下肢血液循环较好。春季要让腿部保暖，脱穿衣服要根据气候来考虑，要多参加户外活动和锻炼。

六、老人保养

1. 老人吃饭时要做到“食不言”以防噎食；走路要防跌倒，因老人们“骨头脆”（骨质疏松）；70 岁以上的老人不宜食汤圆、年糕等。

2. 老人要做到四宜一忌。食宜软不宜硬，吃宜慢不宜快，酒宜少不宜多，心宜平静不宜躁；食忌言，即不宜边食边说。

3. 中老年人保健处方：适当运动，控烟少酒，合理营养，多水少盐，良好情绪，多用大脑，多交朋友，药物预防。

4. 老年人饮食妙诀：饮食宜软不宜硬，软利消化不生病；饮食宜淡切勿咸，调和五味能延年；少荤多素杂食粮，营养全面体魄壮；饮食温热熟适宜，切忌生冷烫刺激；饮食适量勿过饱，吃得过饱易衰老。

5. 中老年人锻炼身体一定要休做有时、动静结合。运动要适度适量，不可过劳而出大汗，过劳汗出则耗伤正气。正如《黄帝内经》所谓："劳则气耗。"中医主张动静结合，外动内静，身动心静。要选择适合自己的锻炼方式，具体到每一个人宜根据自己的年龄、体质、兴趣、锻炼基础和其他条件来选择。原则是运动要适量，不可过度锻炼，甚至强所不能。

6. 当人步入中年后，一定要调整心态，逐渐摒弃对各种欲望的要求，学会适应环境，享受生活，正如古人告诫的那样："弃世则形不劳，遗生则精不亏。"用通俗的话语解释就是，舍弃了世俗之事身形就不会劳累，遗忘了生命中的事物精神就不会亏损。中老年人应当明白，欲望追求是无限的，而生命是有限的。

七、其他

1. 高血压病病人忌恼怒，少心烦或思虑，增睡眠，食清淡，少食咸，控体重，多锻炼；三分药，七分调，常食菜，大便勿干。

2. 健康是一种选择，选择健康的生活方式，摒弃不良的行为习惯，实现生理上舒适安泰，精神上平和愉悦，进而达到

《黄帝内经》所提倡的“法于阴阳，和于术数，食饮有节，起居有常，不妄作劳，故能形与神俱，而尽终其天年”的境界，实现世界卫生组织倡导的生理、心理、社会三者的完美和谐。

3. 要学会适时放松，有张有弛是兵法之道，更是养生之道，只有适时放松，生命才能保持长久活力。为了健康要做到该放手时放手，工作要做好，但不必过分在意，健康最重要，任何时候也不可大意。

4. 生命在于平衡：一是营养平衡，属物质平衡；二是动静平衡，属能量平衡；三是心理平衡，属信息平衡；四是内外平衡，机体的存在要与多变的环境相适应。

5. 长寿者秘诀：坚持活动，处事乐观，生活规律，营养适中，戒烟少酒，讲究卫生。

6. 晋代范宁苦目疾，张湛书明目六事方，曰：“损读书，诚思考，专内观，简外事，旦起晚，夜早眠。本方非但明目，乃亦延年。”真明目之奇方也。

7. 目疾者，戒沐头，宜濯足。

8. 中医养生的理念是防重于治，培育正气，重视脾胃，顺应四时。中医抗衰老，并不在于应用补品，而重在清理疏通，肠胃宜清，气机宜调，血脉宜通，气机宜疏。

9. 中医强调“天人合一”“整体观念”“辨证论治”和“防治结合”，通过调理和用药，以强身健体的原则，来干预人体的亚健康状态，调节正常人在特殊环境下的适应性和耐受性。

10. 自然界因光照的变化有四季之分，中医认为“天人相应”。一年四季中人体与自然界和谐适应，春生夏长，秋收冬藏，维持了阴阳的平衡，春天的舒畅自由，夏季的兴奋火热，秋季的多愁善感，冬季的情绪抑郁。人体生理、病理均与四季有关，临证遣方用药一定要考虑到季节因素进行适当调整。春季阳气升发，疾病丛生，故用药要防止阳气升发太过，饮食不可过食辛辣；夏季代谢旺盛，要注意少贪凉，少食冷物，少在空调环境里停留，以免阻遏阳气，感寒伤阳；秋季天高气爽，树叶逐步枯黄，虽为秋之收获季节，但人们常有伤感之心态；冬季日照减少，大地少有绿色，万物凋零，万物生机减缓，体弱之人常情绪低落，精神萎靡。故秋季宜润泽脏腑，气机调畅有利于冬季之收藏；寒冬季节不要着衣过多，室内温度不可过高，以免阳气潜藏失职，阳气暗耗而生机衰减，致机体阴阳失衡则万病萌生矣。

11. 五运六气学说是我们中华民族先贤探讨自然变化的周期性规律及其对疾病影响的一门学问。其中包括了天文、历法、气象、物候、医学等多学科的内涵，是天人合一思想在医学领域的体现，是最具中国优秀文化传统特色的部分，在中医典籍《黄帝内经》中有具体的论述。五运六气学说对中医各家学说产生过重大影响，它对于传染病诊断、预测、预防、治疗仍有着积极的作用和实践意义。目前，对中医人来说，潜心研究五运六气学说，对于全面理解“天人合一”理论意义重大，并对临床各科诊治有重要意义。

12. 中医重视人体内的“气血”，这里的气血指的是调控、营养五脏六腑的总称。“气”是指调控体内一切生理活动的生命信息；“血”是指体液，具体指输运各种新陈代谢物质的血液和组织液；“气”既然是生命信息，当然它也包括了人的心理状态在内，不良情绪的存在会导致生命信息紊乱，从而影响到血脉的运行、脏腑的功能，故健康乐观心态对人体至关重要。气血的充沛调畅、五脏的和谐、精神的内守是机体抗御外邪，进行自我修复的保证，只有依靠人体的自修复能力，才能治愈各种功能性和器质性疾病。

13. 中医认为，精、气、神乃人身之三宝，是祛病延年的内在因素，精与气又是神的物质基础。精气足则神旺，精气虚则神衰。淡泊名利，情志安闲而不追求过多的欲望，人体真气才能运行正常，精气和神气固守在内，这样疾病就无从发生或少发生。人之长寿，全看精气神。

14. “头为诸阳之会”，头部清凉人少恙。平日要养成清水洗脸的习惯，凉水洗面可疏通经面，改善面部肌肤营养，预防感冒。每天早晚用冷水洗鼻孔，一则可清除鼻孔内之污垢；二则冷水刺激鼻黏膜，可增加鼻黏膜的耐寒能力，使呼吸道通畅，能有效地预防感冒和鼻炎。只要坚持必收效。

后记

书至此间，才有空掩卷沉思。抬头看向窗外，又是杨柳依依，心中不由感慨万千，却只能道一句春去春来，忽然而已。事非经过不知难，这次有幸参与编纂工作，使我深刻感受到做学问是一件多么不容易的事情。

由于父亲平时诊务繁忙，我遂经常帮助父亲做一些工作。十分有幸，参与了《中医师承学堂》丛书的编纂，做了一部分整理、辑校工作。越是深入其中，越发现这套著作的信息量之大实在难以想象，看似漫不经心的一段话，实则蕴含了赵振兴师爷几十年的临床心血。每一段论述，每一个方药都值得去反复揣摩。武侠小说中有师父传授徒弟几十年功力的情节，赵老师的几十年“功力”就蕴含在这些只言片语之中。

我自入医门以来常侍诊于师爷赵振兴先生。师爷诊病往往信手拈来，举重若轻，行云流水宛若艺术，言语间无不显露出大家风范。每每回顾师爷的一言一行，如沐春风。其中点点细节，无论是用方用药，或是与病人的谈话，或是对我们的教导，往往是事后才能深刻领悟当中的用心。每次领会之后，无不由衷感叹。师爷高超的医术，高尚的医德，都是值得我用一生去追求。古人云：“高山仰止，景行景止。”师爷就是我学医路上的高山。

在师爷的诊室侍诊学习，我能深刻感受到一种“场”的存在。赵振兴师爷有属于自己的气场。这种气场正气存内，邪不可干。无论什么患者，师爷都能给予他们必胜的信心，这种信心在药物之外给了患者强有力的支持。同时，这种气场又平和宁静，任何患者都能轻松进入，愿意把自己的病情、自己的痛苦，甚至烦心事、家务事都诉说出来，往往药还没服，病已经好了三分。天行健，君子以自强不息；地势坤，君子以厚德载物。赵老师确实已经达到这种刚柔并济的君子境界。

是书名《中医师承学堂》。师带徒是中医几千年传承的根基，优势是师父能在临床一线手把手传授，徒弟则在实际环境中真正领会中医的内核。这些文字就来源于赵振兴师爷带领徒弟日常诊病的过程中。往往患者出现某种疾病，老师随口讲述对应的理法方药，众学生记录，其中加减变化、灵活运用尽显其中，也有师爷休息时即兴口述讲解，学生们记录下来的文字，充分再现“师带徒”这一中医传承原汁原味的特色。再者，这些成果都深深根植于临床，又在临床经过广泛的验证，每一条都有其实用性和科学性，真传一句话，假传万卷书，虽然不是体系严谨的论文，但往往一句话、一小段论述直中问题要害，令人拍案叫绝，“师带徒真传”中的真，也正体现于此。

师爷的门诊量巨大，故而平时闲暇时间很少，自己根本没有时间著书立说。有幸，门下弟子、学生们都勤奋好学。大家共同努力才完成了这部著作，比如书中引述文献之多常人无法想象。单单是一一校对引述文献原文就是一项很大的工作；为更好的传承，书中的所有处方基本上都标注了参考用量，这些剂量的标注都经过师爷亲自验证、厘定，参考意义非常重大。所有这些工作的艰辛，恐怕只有经历过的人才会明白。所以，其中一言一句都是凝练着许许多多的心血，大浪淘沙，去粗取精，在这里体现的淋漓尽致。

可以说，这套书每一个字都体现了师爷几十年学习、临证的智慧和心得，能毫无保留地奉献出来，其希望中医薪火相传的拳拳之心，可以想见。作为中医后学，能够有这样的机会，参与其中，实在幸运，所以，我更当珍惜机会，勤奋学习，深刻感悟医道，精诚医术，方能不辜负前辈们的心意。是为记。

赵振兴再传弟子：李旭阳

2021 年 3 月 10 日

图书在版编目（CIP）数据

中医人文修养传心录 / 赵振兴辑录 .—太原：山西科学技术出版社，2021.11

ISBN 978-7-5377-6108-6

Ⅰ.①中… Ⅱ.①赵… ②李… Ⅲ.①中国医药学 Ⅳ.① R2

中国版本图书馆 CIP 数据核字（2021）第 165721 号

中医人文修养传心录

ZHONGYI RENWEN XIUYANGCHUAN XINLU

出 版 人 阎文凯
辑　　录 赵振兴
整　　理 李　源
策 划 人 杨兴华
责任编辑 杨兴华　翟　昕
助理编辑 文世虹
封面设计 杨宇光

出版发行 山西出版传媒集团·山西科学技术出版社
地址：太原市建设南路 21 号　邮编　030012
编辑部电话 0351-4922078
发行部电话 0351-4922121
经　　销 各地新华书店
印　　刷 山西人民印刷有限责任公司

开　　本 880mm × 1230mm　1/32
印　　张 5.75
字　　数 114 千字
版　　次 2021 年 11 月第 1 版
印　　次 2021 年 11 月山西第 1 次印刷
书　　号 ISBN 978-7-5377-6108-6
定　　价 28.00 元

弘扬中医文化
传承中医技能

本书专属二维码：为每一本正版图书保驾护航

01 扫码获得正版专属资源

微信扫描下方二维码，获得正版授权，即可领取专属资源。

盗版图书有可能存在内容更新不及时、印刷质量差、版本版次错误造成读者需重复购买等问题。请通过正规书店及网上开设的官方旗舰店购买正版图书。

02 智能阅读向导为您严选以下专属服务

学【中医理论】为中医学习打下坚实基础
观【文化漫谈】从不同视角感悟中医魅力
听【趣味中医】带你领悟中医文化的精髓
品【名医故事】了解中医理论的发展历史

记【读书笔记】记录中医学习中的心得体会
加【读者社群】与书友们交流探讨中医话题
领【书单推荐】为中医从业者提供进修资料

扫码添加
智能阅读向导

03 操作步骤指南

微信扫码直接使用资源，无需额外下载任何软件。如需重复使用，可再次扫码。